병인병기학

정통침뜸교육원 교재위원회 엮음

정통침뜸연구소

책을 펴내며

무릇 생명은 스스로 건강하게 살고자 한다. 천지간에 우뚝 각자의 생존체계를 갖추고, 세상 만물과 더불어 살아가는 것이다. 의술은 이 모든 생명이 건강을 회복하기 위한 방편에서 나왔다. 따라서 의술은 어느 누구도 사사로이 소유해서는 안 되는 자연(自然)의 도술(道術)인 것이다. 이를 일러 인술(仁術)이라 한다. 하지만 우리의 의술은 상술(商術)의 하나로 전락해버렸다는 것이 부인할 수 없는 현실이다.

최근 반세기 정도의 짧은 기간 동안 우리는 농경사회－산업사회－정보사회라는 세 시대를 한꺼번에 겪고 있다. 이에 따른 사회환경과 자연환경의 큰 변화를 마주한 우리 모두에게는 심신의 건강을 지키는 일이 더없이 중요하게 대두되고 있다. 질병은 늘어나고 있는 가운데서 의술은 상술로 되어 병 고치는 일보다도 돈버는 일에 더 치중하는 양상을 띠고 있다. 그리하여 자연의 도를 거스르고 생명의 조화를 깨뜨리는 쪽으로 치닫고 있다. 수천만년 동안 서민들의 병고를 고치며 발전시켜온 민간의술도 돈벌이에 미치는 영향에 따라 왜곡되어왔고, 일부 집단의 이익추구 수단으로 전락해버린 현실이다. 지금 이 땅에는 인술회복운동이 절실하다.

이런 시기에 『병인병기학』을 편찬해내는 뜻은 각별할 수밖에 없다. 이 책은 탁월한 우리의 전통민간의술인 침과 뜸을 살려 국민들에게 되돌려주고, 나아가 전세계 인류가 침뜸으로 건강하게 살 수 있도록 노력하는 분들을 위하여 만들었다. 이 책으로 공부한 사람들은 침과 뜸을 연구·보급하며 문화유산을 전승하는 지킴이가 되고, 홍익인간의 정신을 오늘에 되새기며 인술을 베풀고, 침뜸의 계승·발전을 위한 제도를 마련하고, 마침내 건강한 삶, 온전한 세상을 만들어나가는 데 기여해주길 바란다.

2003년 3월

정통침뜸교육원 교재위원회

위원장 김남수

병인병기학/차례

서론(序論)

병인(病因) : 인체에 질병을 일으키는 각종 원인.

발병(發病) : 발병요인이 인체에 작용하여 질병을 일으키는 것.

병기(病機) : 질병이 발생, 발전, 변화 및 전귀(轉歸)하는 기전(機轉).

동양과 서양의 병리학은 그 목적이 같다 하더라도 인체관과 질병관이 서로 다르기 때문에 연구방법도 달라지므로 임상 치료면에서 큰 차이를 나타내고 있다. 동서의학이 다 같이 인체의 질병을 대상으로 하지만 서양에서는 인체구조를 단위로 환원시켜 다루었고, 동양에서는 언제나 전일적(全一的)생명체로 보고 그 자체를 대상으로 하였다. 그러므로 서양의 병리학은 물질의 기본단위인 원자론적 입장에서 출발하였고, 동양의 병리학은 자연학적인 생명체 입장에서 출발하였다.

서양에서는 근대 이후 세균의 발견으로 질병이 병원균(세균)에 의해 발생한다는 병인학설이 형성되었다. 따라서 서양의 질병관은 인체 자체의 내적 요소보다는 외적인자에 의한 환경적 조건을 중시하게 되었고 멸균 · 살균 · 항균 등 균에 대한 방어나 박멸에 치중하는 외인(外因) 중심의 질병관이 나타났다.

이에 반해 동양의 질병관은 인체를 하나의 유기적 생명체로 보고 아무리 외부로부터 사기(邪氣)가 침입한다해도 내적으로 정기(正氣)가 견실하면 이를 막아낼 수 있어 질병이 발생하지 않는다고 보는 내인(內因) 중심의 질병관이 주를 이룬다.

서양의학의 질병관은 인류보건에 지대한 공헌을 하여 오늘날 병원균으로 인한 전염성 질병을 퇴치할 수 있게 하였으나 정신적 스트레스나 면역성 질환, 혹은 유전적 질환에는 아직도 어려운 점들이 많이 있다. 따라서 미래의학은 이제 내적 요인에 의한 많은 난치성(難治性) 질병이 치료의 대상이 되므로 그동안 많은 임상적 경험을 축적한 침뜸의학의 질병관이 각광을 받을 것이며 이에 대한 새로운 검토와 함께 과학적 연구가 시도되어야 할 것이다.

Ⅰ. 병인(病因)

인체에 질병을 일으키는 원인을 병인(病因)이라고 한다. 병인은 다양하며 또한 분류방법도 다양하나 크게 원발성 병인(原發性 病因)과 속발성 병인(續發性病因)으로 분류할 수 있다.

질병의 발생은 건강하게 지내다 발병인자(發病因子)의 침입을 받으면 비로소 병이 발생하게 되는데, 이러한 발병인자(發病因子)가 바로 원발성 병인이다. 이러한 병인에는 풍(風)·한(寒)·서(暑)·습(濕)·조(燥)·화(火)의 육음(六淫)이나 전염성이 매우 강한 여기(癘氣)와 같은 외감병인(外感病因)과, 희(喜)·노(怒)·우(憂)·사(思)·비(悲)·공(恐)·경(驚) 등의 정신이나 감정의 변화가 너무 지나친 정지상(情志傷) 및 음식(飮食)·노권(勞倦)과 같은 내상병인(內傷病因)과, 외상(外傷)·충수상(蟲獸傷)·약물의 부작용·유전병과 같은 기타병인이 포함된다.

또한 질병의 과정에서 장부의 기능실조로 병리 산물이 만들어지는데, 예컨대 혈액의 흐름이 원활하지 못하면 점점 어체(瘀滯)되어 어혈(瘀血)이 생기게 될 것이고, 또한 수액의 대사장애로 물(水)이 쌓이면 음(飮)이 되고, 음(飮)이 엉키면 담(痰)이 된다. 이처럼 수액이 정상적으로 분포·유통되지 못하면 담음(痰飮)이 형성되어 새로운 질병을 일으킨다. 이처럼 원발병(原發病)으로 인하여 생긴 병리 산물로서 형성된 병인(病因)을 속발성 병인(續發性病因)이라고 한다. 담음(痰飮), 어혈(瘀血) 등이 모두 이런 종류에 속한다.

침뜸의학에서는 병인관을 음양론에 근거하고 있다. 예를 들면 『소문(素問)·조경론(調經論)』편에서 "무릇 사기(邪氣)가 발생할 때는 때로는 음(陰)에서 발생하고 때로는 양(陽)에서 발생하는데, 사기(邪氣)가 양(陽)에서 발생한 경우는 풍우한습(風雨寒濕)으로부터 얻는 것이고, 사기(邪氣)가 음(陰)에서 발생한 경우는 음식・거처나 방사(房事)나 기쁨・노여움으로부터 얻은 것이다."[1]라고 한 것처럼, 질병은 "사(邪)"의 침범으로 발생하고, 이 "사(邪)"가운데 양(陽)에 속하는 것은 육음(六淫) 등의 외감성(外感性) 인자이며, 음(陰)에 속하는 것은 칠정(七情)과 노권상(勞倦傷) 등의 내상성(內傷性) 인자라고 하였다. 이러한 분류는 후에 장중경(張仲景)을 거쳐 진무택(陳無擇)에 의해 내인(內因)・외인(外因)・불내외인(不內外因)의 삼인(三因)학설로 발전하였다.

이 장에서는『내경(內經)』에서 병인에 대하여 언급하고 있는 구체적인 내용을 좀더 체계적으로 원발성병인(原發性病因)과 속발성병인(續發性病因)으로 분류하여 설명하였다.

원발성병인(原發性病因)

① 외감병인 : 육음(六淫), 여기(癘氣)

② 내상병인 : 칠정내상, 음식, 노권(勞倦)

③ 기타병인 : 외상, 충수상(蟲獸傷), 약물의 부작용, 선천성인자(유전병)

속발성병인(續發性病因)

담음(痰飮), 어혈(瘀血)

1) 夫邪之生也, 或生於陰, 或生於陽, 其生於陽者, 得之風雨寒暑(濕), 其生於陰者, 得之飮食居處, 陰陽喜怒.

제1장 원발성병인(原發性病因)

제1절 외감병인(外感病因)

1. 육음(六淫)

"육음(六淫)"이란 풍(風)·한(寒)·서(暑)·습(濕)·조(燥)·화(火)의 여섯 가지 외감병사(外感病邪)의 총칭이다. 풍(風), 한(寒), 서(暑), 습(濕), 조(燥), 화(火)는 본래 자연계의 여섯 가지 정상적인 기후변화인데 이를 육기(六氣)라 한다. 정상적인 조건 하에서 인체는 외계의 기후 변화에 적응하는 조절기능이 있으므로 정상적인 육기(六氣)는 병을 일으키지 않는다. 기후변화가 비정상적이어서 때가 아닌데도 다른 기(氣)가 이르거나(예를 들면 봄철에 따뜻해야 함에도 불구하고 도리어 춥고, 가을철에 마땅히 서늘해야 함에도 불구하고 도리어 더운 것) 혹은 기후가 지나치게 급격히 변화하고, 인체의 정기가 부족하여 저항력이 떨어질 때 육기(六氣)는 비로소 발병요인이 된다. 이런 상태의 육기(六氣)를 육음(六淫)이라 부른다. 음(淫)이란 과도하거나 바르지 못하다는 뜻으로 침습하는 것을 말한다. 때문에 육음(六淫)을 육사(六邪)라고도 한다. 육음(六淫)은 모든 외감병의 주요한 발병 인자가 된다.

육음(六淫) 발병의 일반적 특징

계절과 관계된다

일반적으로 봄에는 풍병(風病)이 많고 여름에는 서습병(暑濕病)이 많으며 가을에는 조병(燥病)이 많고 겨울에는 한병(寒病)이 많다. 그러나, 기후의 변화는 상당히 복잡하고 고정 불변한 것이 아니므로 같은 계절에도 다른 성질의 외감병이 있을 수 있으며, 같은 외감병이라도 서증(暑證)을 제외하고는 계절에 모두 나타날 수 있다.

환경과 관계된다

여름철에 햇볕에서 먼길을 걷거나 혹은 고온환경에서 작업을 하면 쉽게 서증(暑證)에 걸리며, 장기간 습지에서 비를 맞고 물에 들어가서 일하면 쉽게 습병(濕病)에 걸릴 수 있다.

단독으로 발병하기도 하고, 함께 발병하기도 한다

육음사기(六淫邪氣)는 단독으로 발병할 뿐만 아니라, 다른 요인과 함께 발병하기도 한다. 예를 들어 한사(寒邪)가 단독으로 장부를 침습하여 설사를 일으키는 것이 전자의 실례이고 풍한(風寒) 감기, 습열(濕熱) 설사, 풍한습(風寒濕)의 세 사기(邪氣)가 결합하여 비증(痹證)을 초래하는 풍한습비(風寒濕痹)가 후자의 실례이다.

서로 영향을 주고 전화(轉化)한다

육음(六淫)은 병을 일으킬 때 서로 영향을 주고, 또 일정한 조건 하에서 서로 전화(轉化)될 수 있다. 예를 들면 한사(寒邪)가 리(裏)에 들어가면 열(熱)이나 화(火)로 변할 수 있고, 습사(濕邪)가 울결되어도 열(熱)이나 화(火)로 변화할 수 있는 것 등이다.

표(表)에서 리(裏)로 침범한다

육음사기(六淫邪氣)는 대개 피부로 침범하거나 입과 코를 통해 들어와 장부의 기능을 손상시켜 질병을 일으킨다. 육음의 사기가 모두 외부로부터 침입하므로 "외감육음(外感六淫)"이라 한다.

현재의 임상적 측면으로 볼 때 기후요인에 의해 발생되는 것 외에도 생물(세균・바이러스 등) 등의 여러 가지 발병요인으로 인한 병증도 육음병(六淫病)에 소속시킬 수 있다.

1) 풍(風)

풍(風)은 봄철을 주관하는 기(氣)이지만 일년 사계절 어느 때에나 발생할 수 있다. 풍사(風邪)는 육음(六淫) 중 가장 주요한 발병요인으로, 대개 피모(皮毛)에 침입한다. 한(寒), 습(濕), 조(燥), 화(火) 등 사기(邪氣)와 병을 일으키는 선도가 되므로 육음지수(六淫之首) 즉 백병(百病)의 근원이라고 말한다. 예를 들면 풍(風)이 한(寒)과 합한 것을 풍한(風寒)이라 하고 열(熱)과 합한 것을 풍열(風熱), 습(濕)과 합한 것을 풍습(風濕)이라 한다.

내풍(內風)이란 속으로부터 생겼다는 뜻인데, 장부의 기능이 실조되고 기혈이 문란하게 되어 근맥(筋脈)이 영양을 받지 못하여 생기는 것이다. 간양항진(肝陽亢進)과 관계가 깊다.

풍사(風邪)의 성질과 발병특징

풍(風)은 양사(陽邪)이고 개설(開泄)[2]하는 성질이 있고 양위(陽位)를 침입한다.

바람은 움직이기를 좋아해 한 자리에 있지 않고, 성질이 가벼워 위로 밖으로 움직이는 특징이 있다. 그래서 바람을 양사(陽邪)라고 하는데, 풍사(風邪)는 인체의 상초(上焦)와 표면에 침범한다. 풍사(風邪)가 머리로 침범하면 머리가 아프고 어지럽고 목이 뻣뻣하며 안면마비 등의 증상이 나타난다. 풍사(風邪)가 인체의 표면을 침범하면 바람을 싫어하고 열이 나는 동시에 땀구멍이 열리고 진액이 밖으로 배설되므로 풍사(風邪)는 개설(開泄)시키는 특징이 있다.

풍사(風邪)는 "잘 이동하고 자주 변한다."

풍사(風邪)가 병을 일으키면 병이 한 자리에 있지 않고 여기저기로 잘 이동한다. 풍(風)에 의해 생긴 관절통은 여기 저기 옮겨다니고, 두드러기는 여기 저기에 생기며 피부가 부어오르고 가려워진다. 풍사(風邪)에 의해 일어나는 외감병은 갑자기 발병하고 병의 변화도 빠르다.

---

2) 개설(開泄) : 피모(皮毛) · 주리(腠理)를 열어 기(氣)가 새어나가게 하는 작용

풍(風)은 "백병(百病)의 장(長)이다."

풍사(風邪)에 의하여 생기는 병은 변화가 다양하며 신속하다. 그러므로 『내경(內經)』에서 "풍(風)은 백병의 장(長)이라 하는데, 풍은 인체에 침입하면 끊임없이 변화하여 기타 질병을 초래한다. 비록 그 변화가 일정하지 않으나 이를 초래한 원인은 모두 풍사(風邪)로 말미암은 것이다."[3]라 하였다. 이것은 풍사(風邪)가 육음(六淫) 가운데 가장 흔히 나타나고 가장 쉽게 인체에 침입하는 사기(邪氣)이며, 한(寒)・습(濕)・조(燥)・열(熱) 등의 사기(邪氣)는 항상 풍사(風邪)와 함께 인체에 침입함을 뜻하는 것이다. 그러므로 『내경(內經)』에서는 풍사(風邪)가 항상 외부의 사기(邪氣)가 발병하는데 선도적인 역할을 하므로 외감(外感) 발병요인의 총칭으로 간주하기도 하였다.

2) 한(寒)

한(寒)은 겨울을 주관하는 기(氣)이다. 날씨가 추울 때 방한을 제대로 하지 못하면 쉽게 한(寒)의 침습을 받게 된다. 더운 여름이나 찌는 더위에 깊은 밤 서늘한 곳에서 노숙을 해도 역시 한사(寒邪)가 들어올 수 있다. 땀이 난 후 바람을 맞거나 비에 젖거나 물에 들어가는 것 또한 한사(寒邪)가 침범케 되는 중요한 원인이다.

외한(外寒)과 내한(內寒)으로 나누는데 외한(外寒)은 외계의 한사(寒邪)이며 내한(內寒)은 인체의 기능이 쇠퇴되고 양기(陽氣)가 쇠하여 생기는 것이다. 외한(外寒)과 내한(內寒)은 서로 다르지만 연계되어 영향을 준다. 예컨대 양허내한(陽虛內寒)인 사람은 쉽게 외사(外邪)를 감수하여 외한(外寒)의 침입을 받는데 이것이 제거되지 않고 오랫동안 쌓이고 흩어지지 않으면 쉽게 양기(陽氣)를 상하여 내한(內寒)을 일으킨다.

한사(寒邪)의 성질과 발병특징

한(寒)은 음사(陰邪)로서 양기(陽氣)를 손상시킨다.

한사(寒邪)는 음(陰)이 성해 일어나며 춥고 냉한 것이 특징이다. 음한(陰寒)이 성해 양기(陽氣)가 쇠약해지면 한사(寒邪)의 침입을 받아 한증(寒證)이 나타난다. 온몸이나 신체

---

3) 百病之長也. 至其變化, 乃爲他病也. 無常方, 然致有風氣也. 『素問・風論』

일부에서 한랭한 증상이 나타나면 오한이 나고 사지가 차고 얼굴색이 희어지고 더운 것을 좋아한다. 한사(寒邪)가 성하면 수액이 온화(溫化) 되지 못해 분비물과 배설물이 차고 맑으므로, 맑은 물을 토하고 소변이 맑고 많으며, 소화되지 않은 대변을 보고, 가래가 희고 묽으며, 맑은 콧물을 흘리고 설태(舌苔)가 윤활(潤滑)한 증상이 나타난다. 한사(寒邪)가 인체의 표면을 침입하여 위기(衛氣)가 억제되고 손상되면 오한이 나고 사지가 싸늘해지는 증상이 나타난다. 한사(寒邪)가 직접 비위(脾胃)를 침입하여 비위(脾胃)의 양기(陽氣)가 손상되면 완복부(脘腹部)가 차고 아프며 구토, 설사 등이 나타난다.

한사(寒邪)는 응체(凝滯)되는 성질이 있고 통증을 유발한다.

응체란 "응결되다 · 막혀 통하지 않는다"는 뜻이다. 한사(寒邪)가 인체에 침입하면 흔히 양기(陽氣)를 손상시키고 경맥의 기혈은 양기(陽氣)의 온화작용을 받지 못하므로 경맥이 막히고 나아가서는 동통(疼痛)이 생긴다. 이것은 한사(寒邪)가 발생시키는 병의 중요한 특징이다. 때문에 "한(寒)이 있으면 동통이 생긴다" 라고 말한다.

한(寒)은 수인(收引)을 주관한다.

수인(收引)은 "수축시켜 끌어당긴다 · 오그라들게 하다"의 뜻이다. 한사(寒邪)가 침습하면 기(氣)의 운동을 위축시키고 주리(腠理)[4]를 막고, 경락과 근육을 수축시키거나 오그라들게 한다. 한사(寒邪)가 체표에 침입하면 땀구멍이 막히고 위기(衛氣)가 소통되지 않아 오한 · 발열 · 땀이 나지 않는 증상이 나타나고, 한사(寒邪)가 혈맥(血脈)에 침입하면 기혈이 응체되어 혈맥이 당기고 머리와 전신에 통증이 발생한다. 한사(寒邪)가 경락과 관절에 침입하면 경맥이 수축되고 오그라들어 경련이 일어나므로 아프고 사지를 펴지 못하거나 또는 손발이 싸늘하고 감각이 무딘 증상이 나타난다.

4) 주리(腠理) : ① 살갗, 근육, 장부의 문리(결)와 살갗이나 근육조직간극의 결합조직을 말한다. 동의고전에는 몸 안의 수분을 배설하고 기혈을 통하게 하며 외사의 침범을 방어하는 기능을 한다고 했다. ② 땀구멍과 살갗이라는 뜻으로도 쓰인다.

3) 서(暑)

서(暑)는 여름을 주관하는 기(氣)로서 화열(火熱)로부터 변화된 것이다. 서사(暑邪)가 병을 발생시킬 때에는 명확한 계절성을 가지는데 주로 하지 이후 입추 이전에 많이 발생된다. 서사(暑邪)는 완전히 외사(外邪)에 속한 것으로 내외의 구분이 없다. 서사(暑邪)로 인한 열병이 경(輕)할 때는 상서(傷暑)라 하고 중(重)하면 중서(中暑)라 한다.

서사(暑邪)의 성질과 발병특징

서(暑)는 양사(陽邪)이고 무더운 성질을 가지고 있다.

서(暑)는 여름철의 화열(火熱)로부터 변화된 것이다. 화열(火熱)은 양(陽)에 속하므로 서(暑)는 양사(陽邪)이다. 서사(暑邪)가 인체를 침범하면 양열(陽熱)이 지나치게 성해져 고열(高熱), 번열(煩熱), 면홍(面紅) 등의 증상이 나타난다.

서(暑)는 증발시키는 성질이 있어 기(氣)를 소모시키고 진액을 손상시킨다.

서사(暑邪)는 증발시키는 성질을 가지고 있으므로 피부의 땀구멍을 열어 땀을 많이 낸다. 땀을 많이 흘리면 진액을 소모시키고, 진액이 손상되면 목이 마르고 물을 많이 마시며 소변이 붉고 적다. 서사(暑邪)는 심(心)과 신(腎)에 영향을 주어 가슴이 답답하고 심신(心神)의 불안을 일으킨다. 땀을 많이 흘리면 기(氣)가 진액과 같이 배출되어 기허(氣虛)를 일으켜 숨이 차고 맥이 없거나 갑자기 까무러치고 인사불성(人事不省)이 되는 증상이 나타난다.

서(暑)는 흔히 습사(濕邪)를 겸한다.

여름에는 비가 많고 기후가 무더워 열이 습(濕)을 증발시켜 공기 중의 습도가 높다. 기후가 무더우므로 사람들은 찬 것을 좋아하거나 날 음식을 많이 먹게 된다. 그래서 서사(暑邪)는 흔히 습사(濕邪)와 결합하여 병을 일으키는데 발열(發熱) · 번갈(煩渴)과 동시에 머리와 몸이 무겁고 가슴이 답답하다.

4) 습(濕)

습(濕)은 장하(長夏)를 주관하는 기(氣)이다. 장하는 늦여름에서 초가을로 넘어가는 시기로 기후특징은 여름철의 무더운 기(氣)가 떨어지기 시작하나 지면의 습기가 공기 중에 증발되어 일년 중 습기가 제일 많은 계절이다. 외부의 습사(濕邪)가 인체를 직접 손상시키기도 하고 물을 건너거나 비를 맞거나 혹은 습(濕)이 많은 지방에 거주하여 습병이 발생하기도 한다. 그 외 비(脾)의 운화기능이 실조되고 수습(水濕)을 운행시키지 못하여 체내에 습(濕)이 몰리는 병리상태를 내습(內濕)이라 부르는데 외부 습사(濕邪)인 외습(外濕)과 그 발병원인이 다르다.

습사(濕邪)의 성질과 발병특징

습(濕)은 음사(陰邪)이고 기(氣)의 순행을 저해하여 양기(陽氣)를 손상시킨다.

습사(濕邪)가 인체에 침입하여 장부와 경락에 머물면 기(氣)의 순행이 쉽게 어체(瘀滯)되어 기(氣)의 승강(昇降)이 이루어지기 어렵다. 흉협부는 기(氣)가 승강(昇降)하는 통로이므로 습(濕)이 흉강에 어체(瘀滯)되면 기(氣)가 통하지 못해 가슴이 답답하고, 습(濕)이 비위(脾胃)에 어체되면 비위(脾胃)의 승강 기능이 실조되어 밥맛을 잃고 완복부가 답답하고 설사가 나며 소변이 적어진다. 습(濕)은 음사(陰邪)이기 때문에 습사(濕邪)에 의한 병은 양기(陽氣)를 손상시킨다. 비(脾)는 수습(水濕)을 운화하며 습(濕)을 싫어하고 건조한 것을 좋아하므로 습사(濕邪)가 침범하면 비(脾)의 양기(陽氣)를 손상시켜 운화기능이 실조되어 수습(水濕)이 체내에 머물러 설사 또는 수종(水腫) 등의 증상이 나타난다.

습(濕)은 끈끈하며 정체(停滯)시키는 성질이 있다.

습사(濕邪)로 인한 병증은 끈끈하여 상쾌하지 못하다. 대변이 끈끈하여 시원하지 못하고 소변이 시원하지 못하며 다른 분비물과 설태(舌苔)도 끈끈하다. 한편, 습사(濕邪)로 인한 병은 끈끈하게 달라붙어 오래간다.

습(濕)은 아래로 흐른다.

습(濕)은 무겁고 가라앉는 성질이 있어 습사(濕邪)는 아래로 흘러 내려 인체의 하부를 손상하기 쉽다. 수종(水腫)은 흔히 하지에 많이 나타난다.

습(濕)의 성질은 중탁(重濁)하다.

"중(重)"은 무겁다는 뜻으로 습사(濕邪)를 감수하면 항상 머리가 무겁고 무언가로 싸매 놓은 듯하며, 전신이 무겁고 피곤하며, 사지가 시큰거리고 무거워 움직이기 싫은 등의 증상이 나타난다.

"탁(濁)"은 더럽고 흐리다는 뜻으로 분비물이 더럽고 탁함을 가리키는 말이다. 습사(濕邪)를 감수하면 각종 더럽고 탁한 증상이 나타나는데, 예를 들면 얼굴에 때가 낀 것 같고 눈곱이 많으며, 대변이 묽고, 점액과 농혈(膿血)이 섞인 하리(下痢)[5]를 하며, 소변이 혼탁하고, 여자의 경우는 백대하가 과다하며, 습진이 심해져 진물이 나는 등의 증상이 발생한다. 이는 모두 습사(濕邪)의 더럽고 탁한 성질을 나타낸 것이다.

5) 조(燥)

조(燥)는 가을을 주관하는 기(氣)로서 가을에는 천지의 기(氣)를 끊임없이 수렴하여 공기 중의 수분을 부족하게 하므로 서늘하고 건조한 기후가 나타난다. 조사(燥邪)에 의한 병은 온조(溫燥)와 양조(凉燥)로 나눈다. 여름의 무더운 기운이 남아있는 초가을과 같이 조(燥)와 온열(溫熱)이 합해져 인체를 침입하면 온조(溫燥)의 병증이 나타나고, 겨울의 한기가 다가오는 늦가을과 같이 조(燥)에 한기(寒氣)가 합해지면 양조(凉燥)의 병증이 나타난다.

조사(燥邪)의 성질과 발병특징

조(燥)는 건조하여 쉽게 진액을 손상시킨다.

조(燥)는 건조한 사기(邪氣)이므로 인체의 진액을 소모하여 진액이 손상되는 병증을

5) 하리(下痢) : 고대 의서(醫書)에서 이질(痢疾)과 설사(泄瀉)를 합해서 부르던 말이다.

일으킨다. 입과 코가 건조하고 목이 마르고 피부가 말라 거칠며 심하면 갈라지며 머리칼에 윤기가 없고 소변량이 적어지며 대변이 건조한 증상이 나타난다.

조(燥)는 폐(肺)를 쉽게 손상시킨다.

폐(肺)는 연약한 장부로서 습(濕)한 것을 좋아하며 마른 것을 싫어한다. 폐(肺)는 호흡을 주관하며 대기와 상통한다. 조사(燥邪)가 사람을 상하는 경우에 대개 입과 코로 들어오므로 폐(肺)를 가장 쉽게 상한다. 조(燥)가 폐(肺)를 상하여 폐(肺)가 진액의 윤활작용을 잃으면, 폐기(肺氣)의 발산(發散), 숙강(肅降) 기능이 영향을 받아 마른기침이 나고 가래가 적거나 혹은 가래가 잘 뱉어지지 않고, 목이 마르고 아프며 호흡이 순조롭지 못하고, 천식, 흉통 등 증상이 나타나며 심하면 가래에 피가 섞여 나온다.

6) 화·열(火·熱)

화(火)와 열(熱)은 양(陽)이 성하여 생긴 것이다. 열(熱)은 온(溫)이 점차적으로 발전된 것이며 화(火)는 열이 극도로 되어 생긴 것이다. 열(熱)은 일반적으로 외사(外邪)에 속하는데 풍열(風熱)·서열(暑熱)·습열(濕熱) 등이 이러한 것이다. 화(火)는 외사(外邪)에 의해 발생하기도 하지만 일반적으로 내부로부터 생긴 내화(內火)로 장부의 기능저하나 감정의 급격한 변화로 인하여 생기며 이른바 오지(五志)[6]는 모두 화(火)로 될 수 있다.

화(火)와 열(熱)은 명확한 계절성을 가지지 않는다.

육음(六淫) 중의 화·열(火·熱)과 서(暑)의 구별은 주로 계절성에 있다. 일반적으로 "하지"에서 "입추" 사이에 발생하는 열병은 서(暑)라 통칭하고, 기타 계절에 발생하는 열병은 열(熱) 혹은 온(溫)이라 칭한다.

화·열(火·熱)의 성질과 발병특징

6) 오지(五志) : 희(喜)·노(怒)·사(思)·우(憂)·공(恐)의 다섯 가지 정지(情志)변화로 오장(五臟)의 기능과 유관하다.

화(火)는 위로 타오르는 성질이 있다.

화(火)는 양사(陽邪)로서 그 성질은 위로 치민다. 그러므로 화사(火邪)에 의한 발병은 위로 오르는 상염(上炎)의 특성을 가지고 있으며 일반적으로 인체의 상부에서 많이 발생된다. 예를 들어, 심화(心火)가 상염(上炎)하면 혀끝이 붉고 아프며 입이 헤어지고 구내염이 생기고, 간화(肝火)가 상염(上炎)하면 머리가 아프고 눈이 벌겋고 붓고 아프며, 위화(胃火)가 위로 상염(上炎)하면 잇몸이 붓고 피가 난다.

화(火)는 쉽게 기(氣)와 진액(津液)을 손상시킨다.

화사(火邪)로 인해 병이 나면 열이 나며 목이 마르고 물을 많이 마시며 대변이 굳고 소변이 적고 붉으며 진액이 소모된 증상이 나타난다. 화열(火熱)의 사기(邪氣)는 또한 기(氣)를 손상시키기도 하므로『내경(內經)』에서 "지나친 양기(陽氣)는 원기(元氣)를 손상시킨다."[7]고 하였다. 장화(壯火)란 양열이 지나친 실화(實火)로서 쉽게 인체의 정기(正氣)를 손상시켜 전신성(全身性) 기능감퇴가 나타나게 한다. 그러므로 숨이 모자라고 말하기 싫고 맥이 없는 등 기허(氣虛)의 증상들이 나타난다.

화(火)와 열(熱)은 풍(風)을 일으키고 혈맥을 손상시킨다.

화열(火熱)의 사기(邪氣)가 인체에 침입하면 음액(陰液)을 손상시켜 근육이 자양(滋養)되지 못하므로 고열, 혼미, 헛소리, 사지가 오그라들고 눈이 꼿꼿해지는 병증이 나타나는데 이것은 간풍내동(肝風內動)의 범주에 속하는 것으로 화사(火邪)가 풍을 일으키는 병기(病機)임을 설명한 것이다.

한편, 화열(火熱)의 사기(邪氣)가 혈맥을 손상시키면 혈이 제멋대로 맥 밖으로 흘러나와 출혈이 생긴다.

화(火)와 열(熱)은 종양(腫瘍)을 발생시킨다.

화열(火熱)의 사기(邪氣)가 혈에 침입하여 한 부분에 모이면 혈과 근육이 곪아 종양이 생겨 붉어지고 붓고 열이 나고 통증이 나타난다.

---

7) 壯火散氣.『素問・陰陽應象大論』

화(火)와 열(熱)은 심신(心神)을 혼란시킨다.

화는 심(心)의 기운이며 심(心)은 혈(血)을 주관하고 신(神)을 저장한다. 그래서 화열(火熱)의 사기(邪氣)가 심(心)을 침범하면 신(神)이 혼란 되어 가슴이 답답하고 잠이 오지 않으며 번민(煩悶)하고 괴로워하며 또는 정신이 혼미하고 헛소리를 하는 증상이 나타난다.

육음의 성질과 발병특징

육음(六淫)	성질과 발병특징
풍(風)	양사(陽邪), 개설(開泄)하는 특성이 있다. 상부를 침범하는 경향이 있다. 잘 이동하고 자주 변한다. 모든 병의 우두머리로 외감병의 선도자이다.
한(寒)	음사(陰邪), 양기(陽氣)를 상하게 한다. 그 성질은 응체(凝滯)시키고 통증을 유발한다. 수인(收引)한다
서(暑)	양사(陽邪), 성질은 염열(炎熱), 진액을 승산(昇散)시킨다, 기를 손상하기 쉽고 습사(濕邪)와 동반하는 경향이 있다
습(濕)	음사(陰邪), 기기(氣機)와 비양(脾陽)을 손상시키기 쉽다. 성질은 끈끈하여 정체를 잘 시키고 중탁(重濁)하다. 하강하는 경향이 있어 신체 하부를 침범한다
조(燥)	양사(陽邪), 성질은 건조(乾燥)하고 진액을 손상하기 쉽다. 폐를 손상시키기 쉽다
화(火)·열(熱)	양사(陽邪), 성질은 염상(炎上), 기와 진액을 손상시키기 쉽다. 풍(風)을 만들고, 혈(血)을 동(動)하게 한다. 종양(腫瘍)을 형성하는 경향이 있다

2. 여 기(癘氣)

여기(癘氣)는 외감육음(外感六淫)과는 달리 매우 강한 전염성을 가지고 있는 외사(外邪)이다. 여기(癘氣)는 독기(毒氣), 누기(漏氣), 이기(異氣), 역독(疫毒)이라고도 부르며 여기(癘氣)가 일으킨 병을 역려(疫癘) 또는 온역(溫疫)이라고 한다.

여기(癘氣)는 서로 전염되고 성인이나 소아를 막론하고 증상이 비슷하다. 발병이 빠르고 신속하여 병세가 위험하며 사망률이 높고 전염성이 강한 특징을 갖고 있다.

역려(疫癘)의 발생과 유행에 영향을 미치는 요인

기후요인

기후가 정상적이면 일반적으로 역려(疫癘)가 유행하지 않으나 기후가 비정상적이고 해당 계절과 시기에 맞지 않게 오랜 가뭄이 계속되거나 혹열(酷熱), 장마로 인한 홍수 등이 도래하면 여기(癘氣)가 유행한다.

환경요인

동물사체를 제때 땅속에 파묻지 않았거나 오물처리가 적합하지 않아 오래되어 썩는 것은 모두 역려(疫癘)의 발생에 유리한 조건이 된다. 그러므로 환경위생에 완벽을 기하여 모기나 파리 등 해충을 박멸하는 것은 역려(疫癘)의 유행을 막는 중요한 조치이다.

개인위생 및 예방격리

개인의 위생을 중시하고 섭생에 주의하여 여기(癘氣)를 피하며 면역력을 증강시켜야 한다. 환자가 발견되면 마땅히 격리하여 역려(疫癘)가 넓게 퍼지는 것을 미연에 방지해야 한다.

사회요인

역려(疫癘)가 유행하는 것은 사회의 경제 · 문화 상황과 밀접하다. 통상적으로 경제와 문화가 비교적 발달한 국가나 지역은 주거 환경에 청결을 기하므로 역려(疫癘)가 드물게 유행하고, 경제와 문화가 비교적 낙후된 국가와 지역은 역려(疫癘)가 유행하기 쉽다.

제2절 내상병인(內傷病因)

칠정(七情), 음식(飮食), 노권(勞倦) 등과 같이 내부(內部)에서 발생한 발병인자를 말한다.

1. 칠정내상(七情內傷)

사람이 사물에 대해 느끼는 일곱 가지의 감정변화를 칠정(七情)이라 하는데, 기쁨[喜]·노여움[怒]·근심[憂]·생각[思]·슬픔[悲]·두려움[恐]·놀램[驚]의 일곱 가지 정서의 변화를 가리킨다. 칠정(七情)은 인체가 객관적인 사물의 자극에 대해 일으키는 정지(情志) 방면의 반응이다. 일반적인 상황 하에서 정상적인 생리활동에 속하면 결코 질병을 일으키지 않으므로 칠정(七情)의 활동 역시 발병요인이 될 수 없다. 그러나 갑작스럽고 극렬하게 나타나거나, 정서자극이 오랫동안 지나치게 지속되면 인체의 기기(氣機)[8]가 문란해지고 기혈(氣血)과 음양(陰陽)의 실조(失調)를 일으켜 발병을 초래한다. 칠정(七情)이 병을 일으키면 병이 내부에서 발생하므로 칠정(七情)은 내상(內傷)질병의 주요 발병요인이 된다. 따라서 칠정내상(七情內傷) 또는 정지상(情志傷)이라 한다.

1) 칠정(七情)과 장부기혈의 관계

사람의 정신·정지활동은 모든 인체 기능활동의 일부로써 내장의 생리활동과 밀접한 관계가 있다. 전신의 기혈이 정상적으로 운행되고 진액이 조화로우며 장부가 편안한 상황 하에서 사람은 정상적인 정신·정지활동을 진행할 수 있다. 반대로 장부의 생리활동이 비정상적이면 관련 정지(情志)의 이상을 초래하고, 정지(情志)의 이상은 반대로 장부의 생리활동에 작용하여 이상을 일으킨다.

---

8) 기기(氣機): 인체 내부의 기(氣)가 정상으로 운행되는 기전을 가리키는데, 장부경락 등의 기능활동을 포괄한다. 인체 기기(氣機)활동의 기본 형식은 주로 승강출입(昇降出入)이 실조되면 기역(氣逆), 기울(氣鬱), 기체(氣滯), 기함(氣陷), 기폐(氣閉), 심지어는 기탈(氣脫) 등의 병변이 발생한다.

(1) 희(喜)

'희'는 기쁜 마음의 표현이다. 기쁜 감정은 의(意)와 기(氣)가 상쾌하고, 영기(營氣)와 위기(衛氣)의 기능이 순조로워 건강하고 무병한 표현이다. 그러나 지나치게 기뻐하면 심기(心氣)가 소모되어 늘어지고 흩어져서 정신을 집중할 수 없게 된다. 즉 갑자기 너무 기뻐하고 즐거워하면 심기에 영향을 주어 병변(病變)이 생긴다.

(2) 노(怒)

'노'하면 간기(肝氣)가 거슬러 치밀고 올라가 대노(大怒)하게 되고 이로 인하여 간의 소설 기능이 실조되고 무리하게 역상(逆上)하면 혈액도 기를 따라 역상하게 되어 이(耳)·목(目)·구(口)·비(鼻)를 막아 수족이 싸늘해지고 심하면 정신을 잃고 쓰러진다.

(3) 우(憂)

'우'는 마음이 침울한 상태를 말하며, 지나치게 근심하면 기분이 답답하고 울적하여 마음이 가라앉고 기가 소모되므로 폐기(肺氣)가 손상된다.

(4) 사(思)

'사'는 정신력을 집중하여 문제를 생각하는 것을 말한다. 지나치게 생각에 몰두하면 기 순환이 원활하지 못하므로 비위(脾胃)를 손상시킨다.

(5) 비(悲)

'비'는 슬퍼하고 번뇌하며 고통스러워하는 데서 생긴다. 비는 결국 노(怒)·우(憂)·사(思)의 과도한 상태라 할 수 있다. 때문에 슬픔이 지나치면 오장의 기능을 손상하며, 삼초의 기능에도 상해를 준다. 따라서 비가 심하면 실신(失神)·통곡(痛哭)·토혈(吐血) 등의 증상이 나타나며, 심하면 생명을 잃게 되는 경우도 있다.

(6) 공(恐)

‘공’은 공포(恐怖)를 말한다. 정신상태가 극도로 긴장하여 일어나는 겁(怯) 많은 표현이다. 과도한 공포로 신기(腎氣)가 견고하지 못하면 기가 아래로 처져 대소변을 참지 못하게 된다.

(7) 경(驚)

‘경’이란 갑자기 놀라운 일을 당하여 정신적으로 긴장하는 것을 말한다. 공은 자신이 아는 사이에 일어나지만, 경은 자신도 모르는 사이에 일어나는 일이다. 경하면 심신(心神)이 의지할 곳이 없어져 당황하고 혼란하여 갈팡질팡하게 된다.

2) 칠정(七情)발병의 특징

육음(六淫)으로 인한 발병은 사기가 피부 혹은 코와 입으로 침입하므로 발병초기에 항상 표증(表證)이 나타나지만, 칠정으로 인한 발병은 그렇지 않다.

칠정으로 인한 발병 특징은 다음의 네 가지 측면이 있다. 첫째, 직접 내장(內臟)을 손상시킨다. 둘째, 그 중에서 심(心)과 가장 관계가 깊다. 셋째, 주로 기기(氣機)에 영향을 미친다. 넷째, 정지이상(情志異常)은 항상 병세(病勢) 악화를 초래한다.

(1) 칠정(七情)은 오장(五臟)이 주관하나 지나치면 오장(五臟)을 손상시킨다.

- 심(心)은 희(喜)를 주관한다. 지나치게 기뻐하면 심을 손상시킨다. (喜傷心)
- 간(肝)은 노(怒)를 주관한다. 지나치게 화를 내면 간을 손상시킨다.(怒傷肝)
- 비(脾)는 사(思)를 주관한다. 지나치게 생각하면 비를 손상시킨다. (思傷脾)
- 폐(肺)는 비(悲)와 우(憂)를 주관한다.

지나치게 슬퍼하거나 근심하면 폐를 손상시킨다.(憂傷肺)

- 신(腎)은 공(恐)을 주관한다. 지나치게 무서워하면 신을 손상시킨다.(恐傷腎)

(2) 칠정(七情)이 지나치면 오장(五臟)을 손상시키는데 그 중 심(心)이 가장 관계가 깊다.

오장육부(五臟六腑)를 통솔하는 심(心)이 손상되면 오장에 영향이 가고 다른 장부가 정서의 자극으로 손상되면 심(心)으로 영향이 온다. 심(心)은 혈(血)을 주관하고 신(神)을 저장하며, 간(肝)은 혈(血)을 저장하고 소설(疏泄) 기능을 주관하며, 비(脾)는 운화(運化) 기능을 주관하여 기혈(氣血)을 생성하는 원천이므로 심(心), 간(肝), 비(脾)가 정서의 변화에 의한 손상에 가장 큰 영향을 받는다.

갑자기 너무 기뻐하여 심(心)이 손상되면 신(神)이 불안해져 가슴이 두근거리고 잠이 오지 않고 번민하며 괴로워하고 심하면 정신 이상이 나타난다. 지나친 우울에 빠지거나 지나치게 성을 내면 간(肝)이 손상되어 간(肝)의 소설(疏泄) 기능 실조로 옆구리가 아프고 성질이 급해지거나 한숨을 쉬며 목에 뭔가 걸린 듯한 증상이 나타난다. 여자는 월경이 고르지 않고 아프거나 폐경이 되기도 한다. 크게 화를 내면 기가 거꾸로 올라 혈(血)이 기(氣)와 함께 위로 치오르므로 피를 토하거나 어지럼증이 나타난다. 너무 지나치게 생각에 빠지면 비(脾)가 손상되고 기(氣)가 울결되어 운화(運化) 기능이 떨어져 밥맛이 없어지고 완복부가 답답한 증상이 나타난다.

칠정(七情)에 의한 손상은 한 장기에만 나타나기도 하지만 서로 영향을 주어 병증이 나타나기도 한다. 지나치게 생각에 빠져 비(脾)가 손상되면 신(腎)에도 영향이 가고, 우울증이 오래되면 간(肝)과 비(脾)가 조화되지 못한다.

칠정(七情)의 손상으로 장부의 기가 문란해져 원음(元陰)이 허해지면 답답하고 화를 잘 내고 잠들지 못하며 입이 쓰고 얼굴색이 붉거나 또는 피를 토하고 코에서 피가 나는 증상이 나타난다. 정서의 불안으로 기의 운동이 순조롭지 못하면 육울(六鬱)[9]병증이 나타난다. 기(氣)가 울체(鬱滯)되어 습체(濕滯)가 생기고 습(濕)의 정체로 열(熱)이 생기며 열의 울체로 담(痰)이 생기고 담의 정체로 혈이 순행되지 못하며 이로 인해 음식이 소화되지 않는다.

---

9) 육울(六鬱) : 여섯 가지 울증의 총칭. 기울(氣鬱)·습울(濕鬱)·담울(痰鬱)·열울(熱鬱)·혈울(血鬱)·식울(食鬱)을 가리킨다.

(3) 칠정은 장부의 기기(氣機)에 영향을 준다.

노(怒)하면 기(氣)를 위로 치올린다.

크게 화를 내면 간(肝)이 손상되어 간(肝)의 소설(疏泄) 기능이 항진되므로 기가 위로 치올라 머리가 어지럽고 아프며 얼굴이 붉어지고 귀에서 소리가 나며 심하면 피를 토하거나 까무러치는 증상이 나타난다. 간(肝)의 기(氣)가 위를 억제하거나 비(脾)를 침범하면 간위(肝胃)가 불화(不和)하거나 간비(肝脾)의 기능이 실조되는 증상이 나타난다.

기쁘면(喜) 기(氣)가 흩어진다.

기쁨은 긴장된 정서를 완화시켜주고 기혈이 순조롭게 운행되게 하지만, 지나치게 기쁘면 심(心)이 손상되어 심(心)의 기(氣)가 흩어지므로 정신이 산란해지고 맥이 없고 피곤하고 주의력이 산만해지며 심하면 심계(心悸), 실신(失神), 광란(狂亂)의 증상이 나타난다.

슬프면(悲) 기(氣)가 소모된다.

지나치게 슬프면 폐의 기가 소모되어 숨이 차고 가슴이 답답하고 정신이 혼미하며 맥이 없고 움직이기 싫어하는 증상이 나타난다. 그밖에 지나친 슬픔이 간(肝)을 손상시켜 간(肝)의 기를 소모시키면 정신 착란이 오고 심하면 사지에 경련을 일으킨다. 심(心)의 기를 소모시키면 가슴이 두근거리고, 비(脾)의 기를 손상시키면 중초의 기가 몰리고 막혀 운화 기능이 순조롭지 못해 완복부가 팽팽해지거나 사지가 나른한 증상이 나타난다.

생각이(思) 지나치면 기(氣)가 울결된다.

지나치게 생각이 많아 기가 중초(中焦)에 몰리면 비(脾)의 기가 막혀 운화 기능이 떨어져, 식욕이 없어지고 배가 부르고 소화가 안되며 몸이 허약해지는 증상이 나타난다. 지나친 생각으로 심(心)의 혈이 손상되면 가슴이 두근거리고 숨이 차며 잠이 오지 않고 꿈을 많이 꾸는 증상이 나타난다.

무서우면(恐) 기(氣)가 무너져 내린다.

너무 무섭거나 놀라면 신(腎)의 기가 무너져 내려 대소변이 실금되며 무력해지는 증상이 나타난다. 또한 신(腎)의 기가 오르지 못하기 때문에 심(心)과 폐(肺)의 영양이 소실되며 수(水)와 화(火)가 조화되지 못해 흉복부가 팽팽해지고 불안하고 잠을 못 이루는 증상이 나타난다.

놀라면(驚) 기(氣)가 문란해진다.

갑작스럽게 놀람으로 마음이 의지할 곳이 없고 신(神)이 귀속될 곳이 없으며 두려움으로 의지가 흐트러져 안정되지 못하여 허둥대며 어쩔 줄 몰라하는 것을 말한다. 심(心)의 기가 문란해져 기혈이 실조되면 가슴이 두근거리고 잠이 오지 않으며 답답하고 숨이 찬 증상이 나타나고 심하면 정신 착란이 되기도 한다.

(4) 정지의 이상은 병정(病情)을 악화시킨다.

환자에게 극도의 정지이상(情志異常)은 종종 병정(病情)을 가중시키고 악화시킨다. 예를 들어 고혈압이 있는 환자가 갑자기 예상치 못한 일로 화를 내면 양기(陽氣)가 상승하여 억제할 수 없고 혈기(血氣)가 상역(上逆)하므로 혼궐(昏厥)하거나, 혹은 반신불수(半身不遂)·구안와사(口眼喎斜) 등의 증상이 나타난다. 심장병 환자 같은 경우는 심하면 갑자기 사망까지 초래할 수 있다.

▶ 문헌고찰

『내경(內經)』에서 "노여움(怒)은 간(肝)을 손상시키는데 슬픔(悲)은 노여움을 이긴다. 기쁨(喜)은 심(心)을 손상시키는데 두려움(恐)은 기쁨을 이긴다. 사려(思)는 비(脾)를 손상시키는데 노여움(怒)은 사려를 이긴다. 근심(憂)은 폐를 손상시키는데 기쁨(喜)은 근심을 이긴다. 두려움(恐)은 신(腎)을 손상시키는데 사려는 두려움(恐)을 이긴다."[10]고 하였다. 이것은 오지(五志)와 오행의 배속(配屬)에 근거하고 오행의 상극원리를 운용하여 정지이상(情志異常)을 바로 잡는데 응용했다. 이러한 방법은 정신병을 치료하는 원칙이며, 실제 임상에서 매우 큰 의의를 가진다.

---

10) ……怒傷肝, 悲勝怒……. ……喜傷心, 恐勝喜……. ……思傷脾, 怒勝思…….…… 憂傷肺, 喜勝憂……. ……恐傷腎, 思勝恐……. 『素問·陰陽應象大論』

칠정의 발병특징

칠정	관련손상 장기	기기(氣機)의 손상형태	발병형태
희(喜)	심(心)	완(緩)	혈맥(血脈)의 이완, 심기(心氣) 완만
노(怒)	간(肝)	상(上)	간기(肝氣)의 과도한 상승 혈이 기를 따라 위로 역행한다
사(思)	비(脾)	결(結)	운화(運化)가 무력해진다. 기기(氣機)가 조체(阻滯)된다
비(悲)·우(憂)	폐(肺)	소(消)	폐기가 약해진다. 의기소침해진다
공(恐)	신(腎)	하(下)	신기(腎氣)가 고섭(固攝)되지 않고 기가 아래로 내려간다
경(驚)	심(心)	난(亂)	심기(心氣)가 의지할 곳을 잃어 신(神)이 갈곳을 찾지 못해 정신이 문란해진다.

2. 음 식

음식은 기혈진액(氣血津液)을 생산시키는 물질이며 인체의 생명활동을 유지하는 필요한 조건이다. 그러나 음식이 적당하지 못하면 질병을 일으키는 원인이 된다.

위(胃)는 음식물을 받아들여 소화시키는 것을 주관하고, 비(脾)는 수곡정미(水穀精微)의 운화를 주관하기 때문에 음식에 의해 상(傷)하는 것은 주로 비(脾)와 위(胃)이고, 그 후 다른 장부에 영향이 미쳐 다른 장부에 질병이 발생한다. 큰 병을 앓은 후에도 나머지 사기(邪氣)가 완전히 없어지지 않았으면 비위(脾胃)가 허약하므로 음식을 절제해야 한다. 그렇지 않으면 또 식상(食傷)으로 증상이 재발할 수 있는데 소위 '식복(食復)'[11]이라고 한다.

임상에서 흔히 보는 음식으로 문제가 생기는 경우는 아래와 같은 몇 가지가 있다.

11) 식복(食復) : 병을 앓은 후에 음식을 무절제하게 섭취함으로 인해 비기(脾氣)가 허약해져 재발한 것을 가리킨다.

(1) 음식무절제

음식섭취는 적당해야 한다. 음식은 기혈 진액을 생성하는 원천이므로 너무 적게 먹으면 기혈 생성이 부족해 신체가 허약해지며 정기(正氣)가 쇠약하고 저항력이 낮아져 병이 되기 쉽다. 반대로 너무 많이 먹으면 비위(脾胃)의 소화, 흡수, 운화(運化)의 기능을 넘어서 음식이 체내에 몰리므로 배가 더부룩하고 트림이 나며 신물이 넘어오고 음식을 싫어하며 구토, 설사 등 비위(脾胃)가 손상된 증상이 나타난다. 어린 아이에게 식체가 오래가면 손바닥과 발바닥에 열이 나고 가슴이 답답하고 잘 울거나 배가 붓고 얼굴이 노랗고 여위는 증상이 나타난다. 찬 것을 많이 먹으면 한사(寒邪)가 생기거나 담(痰)이 생기고, 너무 기름진 음식이나 단 음식을 많이 먹으면 내열(內熱)이 생겨 부스럼 등의 증상이 나타난다.

(2) 불결한 음식

깨끗하지 못한 음식을 먹으면 직접 위장을 손상시켜 위장병을 일으키므로 배가 아프고 구토, 설사 등의 증상이 나타난다. 상한 음식이나 독이 있는 음식을 먹으면 식중독을 일으켜 배가 아프고 토하거나 설사하고 심하면 정신이 혼미해지고 사망할 수도 있다.

(3) 편 식

음식을 먹는 데 있어 찬 것이나 뜨거운 것만을 가려먹는 경우

찬 음식을 많이 먹으면 비위(脾胃)의 양기(陽氣)가 손상되어 한습(寒濕)이 내부에서 발생하므로 복통·설사 등의 증상이 발생한다. 뜨거운 음식을 많이 먹으면 위(胃)와 비(脾)에 열이 쌓여 목이 마르고 배가 부르고 아프며 대변이 굳어지고 치질 등의 증상이 발생한다.

▶ 『경악전서(景岳全書)』에서 "평소에 찬 음식을 즐겨 먹는 자는 내부에 반드시 열(熱)이 많고, 평소에 뜨거운 음식을 즐겨 먹는 자는 내부에 반드시 한(寒)이 많다. 그러므로 내부가 찬 사람은 찬 것을 좋아하지 않고, 내열(內熱)이 있는 사람은 뜨거운 것을 좋아하

지 않는다. 그러나 열성(熱性) 체질인 자가 찬 것을 즐겨 먹으면 대부분 중한(中寒)이 발생하고, 한성 체질인 자가 뜨거운 것을 즐겨 먹으면 대부분 내열(內熱)이 발생한다."[12] 고 하였다.

인체의 정(精), 신(神), 기(氣), 혈(血)은 모두 오미(五味)의 섭취에 의하여 생산된다.

오미(五味)와 오장(五臟)은 밀접한 관계를 가지고 있다. 신 맛은 간(肝)에 흡수되고 쓴 맛은 심(心)에 흡수되고 단 맛은 비(脾)에 흡수되고 매운 맛은 폐(肺)에 흡수되며, 짠 맛은 신(腎)에 흡수된다. 만일 오랫동안 한 가지 음식만을 먹게 되면 장부의 기능이 편성(偏盛)되거나 또는 편쇠(偏衰)되며 이러한 상태가 오래 지속되면 내장을 손상시켜 질병을 발생시킨다.

▶ 『내경(內經)』에서는 "짠 음식을 많이 먹으면 혈맥(血脈)의 흐름이 원활하게 소통되지 못하므로 안색에 변화가 발생한다. 쓴 음식을 많이 먹으면 피부가 거칠어지면서 솜털이 빠지게 된다. 매운 음식을 많이 먹으면 근맥이 땅기고 손발톱이 거칠어진다. 신 음식을 많이 머으면 기육(肌肉)[13]이 주름지고 입술이 튼다. 단 음식을 많이 먹으면 뼈마디가 아프고 머리카락이 빠진다."[14]고 하였다.

(4) 음 주

술은 양에 속하고 성질이 맹렬하여 혈분(血分)으로 들어가는데, 간혹 적게 마시면 혈의 운행을 원활케 하고 근을 부드럽게 풀어 주는 작용이 있지만 술을 물처럼 함부로 마실 경우는 대부분 습열이 내생하여 음(陰)을 손상시키므로 딸꾹질 · 고창(鼓脹)[15]등의 증상이 발생한다. 과음하여 크게 취하면 의식이 혼란해지며, 심하면 사망하기도 한다.

---

12) 素喜冷食者, 內必多熱; 素食熱食者, 內必多寒. 故內寒者不喜寒, 內熱者不喜熱. 然熱者嗜寒, 多生中寒. 寒者嗜熱, 多生內熱.

13) 기육(肌肉) : 전신의 운동을 주관하는 조직으로, 즉 근육(筋肉)을 말한다. 기육(肌肉)의 영양은 비(脾)가 운화한 수곡정미(水穀精微)에 의존하므로 기육(肌肉)은 비(脾)에 의해 주관된다.

14) 多食鹹, 則脈凝泣而變色. 多食苦, 則皮槁而毛拔. 多食辛, 則筋急而爪枯. 多食酸, 則肉胝䐢而脣揭. 多食甘, 則骨痛而髮落. 『素問 · 五藏生成』

15) 고창(鼓脹) : 복부가 북처럼 팽팽해지고 맥락이 드러나는 것을 특징으로 하는 증상

외감병인(外感病人)과 내상병인(內傷病人)

분류	외감병인(外感病人)	내상병인(內傷病人)
발병경로	사기가 외부로부터 침입하여 표(表)에서 리(裏)로 들어간다.	장부(臟腑)가 먼저 손상되어 병이 내부에서 발생한다.
질병의 성질	대부분 기가 넘치는 실증(實證)	대부분 기가 부족한 허증(虛證)
치료원칙	표(表)를 치료하여 병사를 제거하는 방법을 사용한다.	내부를 조절하여 장부간의 조화를 이루고 정기를 보충하는 데 중점을 둔다.
병인 범위	육음(六淫)	칠정(七情), 음식, 노상(勞傷)

3. 노권(勞倦)

노권(勞倦)은 육체 및 정신적인 노동과 방사(房事)가 과도하거나 안일(安逸)이 지나친 것을 말하며, 장부기혈의 병리변화를 초래한다.

정상적인 노동은 기혈(氣血)의 유통을 촉진하고 체력을 증강시키는 데 도움을 주어 병에 잘 걸리지 않게 한다. 그러나 너무 과로하거나 혹은 너무 편안한 상황 하에서는 발병인자가 될 수 있다.

(1) 육체피로

심한 노동으로 육체에 피로가 쌓이면 내장 기능을 손상시켜 장부의 기(氣)가 허해지므로 사지가 나른하고 피곤하며 말하기 싫고 정기(正氣)가 없고 신체가 허약해지는 증상이 나타난다. 피로하면 기(氣)를 소모시킨다.

▶ 『내경(內經)』에서 "오랫동안 보면 혈(血)이 손상되고, 오랫동안 누우면 기(氣)가 손상되며, 오랫동안 앉아 있으면 육(肉)이 손상되고, 오랫동안 서 있으면 골(骨)이 손상되며, 오랫동안 걸으면 근(筋)이 손상되는데 이를 오노(五勞)로 인한 손상이라고 한다."[16)]

고 하였다.

(2) 정신피로

정신의 피로는 심(心)의 기(氣)를 소모시키고 비(脾)의 기(氣)도 손상시키므로 심장이 두근거리고 기억력이 감퇴되며 잠이 오지 않고 꿈이 많으며 음식의 섭취량도 적어지고 배가 붓고 설사가 나는 증상이 나타난다.

(3) 방사 과다

성생활이 과도하면 신정(腎精)을 손상시켜 허리가 아프고 머리가 어지러우며 귀에서 소리가 나고 기억력과 성기능이 감퇴하며 성기능 장애가 일어난다.

(4) 권 태

움직여 운동하지 않고 노동하지 않으면 체내 기혈의 운행이 순조롭지 못해 근과 골이 연약해지고 비위(脾胃)의 기(氣)가 정체되므로 신체가 허약해지고 피곤하며 몸이 붓고 조금만 움직여도 심장이 뛰고 심하면 숨이 차며 담(痰)이 많이 나는 증상이 나타난다.

제3절 기타병인(其他病因)

1. 외상(外傷)

외상의 원인은 여러 가지가 있는데 그 개요를 말하면 총상(銃傷), 자상(刺傷), 넘어지거나 맞아서 다치는 것, 무거운 것을 들다가 다치는 것, 뜨거운 물이나 불에 데는 것, 동상,

16) 久視傷血, 久臥傷氣, 久坐傷肉, 久立傷骨, 久行傷筋, 是謂五勞所傷. 『素問・宣明五氣篇』

벌레나 짐승에 물려서 다친 것 등이다.

(1) 금창(金瘡)·질타상(跌打傷)

금속물질로 인한 외상은 전시에 총탄·도검·화살 등으로 인해 상처를 입거나 작업중의 부주의로 인해 칼·기계 등에 의해 입는 상처를 포괄하는 것으로 "금창상(金瘡傷)"이라 한다. 넘어지거나 주먹이나 몽둥이에 맞거나 무거운 것을 들거나 광산의 붕괴 혹은 집이 무너짐으로 인해 입은 외상을 "질박섬좌상(跌撲閃挫傷)"이라 한다.

금창상(金瘡傷)은 반드시 상처에서 피가 흐르는데 가벼울 경우는 피부기육(皮膚肌肉)이 손상되고, 심할 경우는 근육과 뼈·장부 등에 영향을 미친다. 질박섬좌상(跌撲閃挫傷)은 외출혈이 있을 수도 있는데 피부가 멍들어 부어 오르면서 아프며, 혹은 근골이 손상되어 기능장애·기형 혹은 내장파열·내출혈 등이 나타난다. 이 두 가지 외상은 출혈이 과다하면 중요한 장기나 머리에 영향을 미쳐 혼수를 일으키거나 죽게 된다. 질박섬좌(跌撲閃挫)는 뚜렷한 조직손상이 보이지 않는 경우에도 항상 기체혈어(氣滯血瘀)를 일으키므로 손상부위와 내장에 동통이 발생한다. 머리에 충격을 받아 뇌진탕이 일어나면 현훈(眩暈)·구토(嘔吐)·혼미(昏迷) 등이 발생한다. 상처가 난 경우는 일반적으로 화농(化膿)하여 조직이 괴사하므로 소독에 주의해야 한다.

(2) 화상(火傷)

화상은 대부분 끓는 물, 뜨거운 기름, 불 등에 의해 발생한 것으로 가벼울 경우는 피부가 손상되어 상처부위가 빨갛게 붓고 열이 나면서 아프며 피부가 건조해지고, 중간 정도의 화상일 경우는 수포가 생기고 심한 통증이 오며, 중증(重症)화상[17]의 경우는 근육과 근골의 통증이 심해지고 피부가 소실되어 가죽이나 밀납 같아지고 혹은 누르스름하거나 탄화(炭化)된 것처럼 보인다. 화상이 심하거나 상처부위가 넓을 경우에는 국부증상 외에도 항상 극렬한 동통이 있고, 화독(火毒)의 침입, 체액의 증발 혹은 삼출(滲出)로 인해 번조불안하고, 열이 나서 입이 건조하고 갈증이 나며, 소변량이 적은 등 증상이 나타

---

17) 중증화상이란 심상성 화상, 3도이상의 화상을 말한다.

나며 심지어는 사망하기도 한다.

(3) 동상(凍傷)

동상은 인체가 한사(寒邪)의 침입을 받아 야기되는 전신성 혹은 국부성 손상으로 겨울철에 흔히 나타나는 병이다. 온도가 지나치게 낮거나 추위에 장시간 노출되면 동상의 정도가 심해진다. 한(寒)은 음사(陰邪)로서 쉽게 양기(陽氣)를 손상시킨다. 양기(陽氣)가 손상되면 혈의 운행을 온조(溫照)・촉진시키는 작용이 실조되므로, 전신성 동상의 경우는 추위로 몸을 떨고 체온이 점차 저하되며 안색이 창백해지고 입술과 혀 및 손・발톱이 푸른색을 띠며 감각이 마비되고 정신이 피로하고 무기력하며, 혼수상태에 빠지거나 호흡이 미약해지며 맥이 느리고 가늘어지는데 만약 적절하게 치료하지 않으면 사망한다. 국부동상의 경우는 대부분 수족・귓바퀴・코끝과 뺨 부위에 발생하는데, 발병초기에는 한사(寒邪)의 수축하고 끌어당기는 성질로 인해 경맥에 경련이 일어나고 기혈(氣血)이 응체되어 원활하게 소통되지 않으며, 동상부위의 영양과 온조(溫照)작용에 영향을 미쳐 피부가 창백해지고 동상부위가 저리며, 지속되면 붓고 푸른색을 띠며 가렵고 아프면서 작열감이 있으며, 크기가 일정하지 않은 물집이 나타나며 물집이 터진 후에는 항상 감염의 위험이 있다.

2. 충수상(蟲獸傷)

충수상(蟲獸傷)은 호랑이・표범・이리・개・뱀・벌・전갈 및 각종 독충(毒虫)에게 물리거나 쏘인 것을 가리킨다. 가벼운 경우 환부가 붉게 붓고 따끔따끔 하거나 혹은 짓물러서 피가 흐르며, 심한 경우 독사(毒邪)가 락(絡)과 혈(血)로 들어가서 위로 심뇌(心腦)를 공격함으로써 사망하게 되는데 예를 들면 미친개에게 물린 상처로 인한 광견병과 독사에게 물린 상처로 인한 전신중독 등이다.

제2장 속발성병인(續發性病因)

1. 담음(痰飮)

담(痰)과 음(飮)은 수액의 대사장애로 인하여 생기는 병리적 산물이자 질병의 발병요인이다. 담(痰)과 음(飮)은 구별되는데 음(飮)이 엉키면 담(痰)이 된다. 맑고 묽은 것은 음(飮)이고, 점액질인 것은 담(痰)인데 양자의 원천이 같으므로 흔히 담음(痰飮)이라 부른다.

담음(痰飮)은 육음(六淫)의 침습이나 음식 및 칠정내상 등으로 인해 폐(肺), 비(脾), 신(腎), 삼초(三焦) 등의 장부기화(臟腑氣化)기능이 정상적으로 수행되지 못하여 수액대사가 장애를 받아 진액이 정상적으로 분포되지 못하고 정체되어 형성된다. 만약 비위(脾胃)의 기능이 정상적이면 수곡(水穀)이 들어가자마자 소화되어 모두 기혈(氣血)이 되므로 담(痰)이 생기지 않는다.

폐(肺)의 기능이 왕성하면 폐 자체의 수포(輸布)기능과 삼초(三焦)의 기화작용을 활발하게 한다. 폐(肺)가 선발(宣發) 숙강(肅降)작용을 잃으면 진액이 제대로 수송 분포되지 못하고 엉켜서 수음(水飮)이 된다.

비(脾)는 수액의 운화를 주관하는데 비(脾)가 사기(邪氣)의 침습을 받았거나 혹은 비(脾)가 허약하여 운화기능을 잃으면 수습(水濕)이 엉켜서 음(飮)이 된다.

신(腎)은 수액의 증발을 주관하는데 신양(腎陽)이 부족하면 수액을 증발시키지 못하므로 수액이 엉켜 수음(水飮)을 형성한다. 이렇게 쌓인 수음(水飮)이 속에 쌓여 한열(寒熱)과 기화(氣化) 등의 인자가 가세되면 수음(水飮)이 졸여지고 엉키어 담(痰)이 된다. 담음(痰飮)이 형성된 후 담(痰)은 기의 승강(昇降)에 따라 속으로는 장부, 겉으로는 근골피육(筋骨皮肉) 어느 곳에나 침범하고, 음(飮)은 장위(腸胃)·흉협부(胸脇部)·피부 등에 머물면서 여러 가지 병증을 형성한다.

담음(痰飮)은 질병에 의해 생길 수 있고, 담음(痰飮)에 의해 질병이 생길 수 있다.

(1) 담음(痰飮)의 특성

담음(痰飮)은 경맥의 기혈 운행을 저해한다.

담음(痰飮)이 경락에 정체하면 기혈의 운행이 순조롭지 못해 사지(四肢)가 저리거나 잘 움직이지 못하고 심하면 반신불수가 나타난다.

담음(痰飮)은 기(氣)의 승강출입(昇降出入)을 저해한다.

담음(痰飮)은 물과 습(濕)이 모여 생성된 것이므로 기(氣)의 운동 변화를 저해하며 장부의 기(氣)가 승강출입(昇降出入)하는 기능을 저해한다. 담음(痰飮)이 폐(肺)에 정체되면 폐(肺)의 선발 숙강(肅降)기능이 상실되어 가슴이 답답하고 기침, 천식 등이 나타난다. 위(胃)의 기(氣)는 하강되어야 정상인데 담음(痰飮)이 위(胃)에 정체되면 하강 기능이 상실되어 음(飮)이 기(氣)와 함께 위로 밀려 메스껍고 토하는 증상이 나타난다.

담음(痰飮)은 수액 대사에 영향을 준다.

담음(痰飮)은 수액 대사의 이상으로 생기지만, 체내에 생긴 담음(痰飮)은 다시 발병 원인이 되어 폐(肺), 비(脾), 신(腎)의 수액 대사 기능에 영향을 준다. 담음(痰飮)이 폐에 정체되면 폐의 선발숙강 기능이 상실되어 수도(水道)가 순통되지 못한다. 담이 비에 정체되면 수습(水濕)을 운화(運化)시키지 못해 체내에 음(飮)이 생성하되 비양(脾陽)이 손상되고 신양(腎陽) 손상으로 이어진다. 신양(腎陽)이 손상되면 신(腎)의 증등기화(蒸騰氣化)기능이 떨어져 수액 조절 기능과 배출 기능이 상실되어 수액의 정체가 더욱 심해진다.

담음(痰飮)으로 생기는 증상은 복잡하고 다변한다.

담(痰)이 폐(肺)에 어체(瘀滯)되면 기침이 나고 숨이 차고 가래가 생기며, 심(心)에 정체되면 가슴이 답답하고 두근거리며 정신이 혼미하거나 정신 이상이 나타나며, 위(胃)에 정체되면 메스껍고 토하며 완복부가 답답한 증상이 나타나며, 경락(經絡)에 머무르면 사지가 저리거나 심하면 반신불수가 나타나며, 머리를 침범하면 현훈(眩暈) 등의 증상이 나타나며, 인후에 뭉쳐있으면 목이 막혀 이물감(異物感)이 나타난다.

음(飮)이 장(腸)에 머무르면 배에서 꾸룩꾸룩 소리가 나고, 흉협부(胸脇部)에 정체되면 흉협부가 답답하고 기침할 때 가슴이 아프며, 흉격(胸膈)에 머무르면 가슴이 답답하고 기침이 나고 반듯이 누울 수 없고, 온몸이 붓고 체표에 넘치면 부종이 생기고 땀이 나지 않고 온몸이 무거우며 아픈 증상이 나타난다.

2. 어혈(瘀血)

어혈은 혈액이 체내에 멈춰있는 것을 말한다. 전신의 혈액운행이 순조롭지 못하거나 혈액운행이 막혀 경맥이나 조직에 체류되거나 혹은 경맥을 떠난 혈액이 흩어지지 않으면 어혈이라 한다.

(1) 어혈의 형성

어혈의 형성은 첫째, 내외상이나 기타 원인으로 혈이 경맥을 벗어나 체내에 쌓였을 때 형성되고 둘째, 기허(氣虛)·기체(氣滯)·혈한(血寒)·혈열(血熱) 등의 원인으로 혈액의 운행이 원활하지 못해 응체되었을 때 형성된다.

외상(外傷)

외상, 타박상 등으로 인한 피부의 손상, 체내 장부의 손상에 의해 혈이 경맥을 떠나 체내의 한 부위에 모여 흩어지지 못하거나 체외로 배출되지 못했을 때, 또는 혈액의 운행이 순조롭지 못했을 때 어혈이 생긴다.

출혈(出血)

출혈 뒤에 경맥을 벗어난 혈액이 체외로 배출되지 못하고 체내에 정체되거나, 출혈 뒤 지혈제만 쓰거나 너무 찬 약을 써서 경맥을 떠난 혈액을 응결시키거나 혈맥내의 혈을 울체시켜 혈액 운행이 순조롭지 못해 어혈이 생긴다.

기허(氣虛)

기(氣)는 혈액을 운행시키므로 기(氣)가 허(虛)하면 혈액의 운행 기능이 상실되어 혈액순환이 늦어지고, 또는 혈액을 통솔하지 못해 혈(血)이 맥 밖으로 넘쳐나 어혈(瘀血)이 생긴다.

기체(氣滯)

혈(血)은 기(氣)에 의해 운행되므로 기(氣)의 운행이 순조롭지 못하면 혈(血)의 운행이 순조롭지 못해 혈액이 어체되어 어혈(瘀血)이 생긴다.

혈한(血寒)

혈(血)은 열에 의해 순행되는데 한(寒)을 만나면 응결된다. 외부로부터 한사(寒邪)를 받거나 양기(陽氣)가 손상되어 음한(陰寒)이 성해지면 혈의 운행이 순조롭지 못해 어혈이 생긴다.

혈열(血熱)

열이 왕성하면 혈액을 침범하므로 열과 혈이 합해지거나, 혈액이 농축되어 운행이 순조롭지 못하거나, 열사(熱邪)가 혈맥을 손상시켜 혈이 맥 밖으로 나와 장부 조직 사이에 머물러 어혈이 생긴다.

어혈 부위별 임상소견

어혈부위	임상소견 예(例)
심(心)	심통(心痛), 심계(心悸), 흉민(胸悶)
폐(肺)	흉통(胸痛), 각혈(咯血)
위(胃) · 장(腸)	토혈(吐血), 옻칠 같은 흑색 대변
간(肝)	흉협통(胸脇痛), 비괴(痞塊)
뇌(腦)	발광(發狂)
자궁(子宮)	월경부조(月經不調), 월경통(月經痛), 폐경(閉經), 붕루(崩漏)
지체기부(肢體肌膚)	종통(腫痛), 청자(青紫)
하지(下肢)	탈저(脫疽)

(2) 어혈(瘀血)의 특성

어혈(瘀血)은 동통(疼痛)을 낳는다.

어혈이 되면 기혈(氣血)이 정상으로 통하지 않으므로 동통(疼痛)이 생긴다. 통하지 않으면 아프다. 대개 찌르는 것처럼 아프며 부위가 고정되어 있고 만지는 것을 싫어한다. 대개 낮에는 가볍고 밤에 심해진다.

어혈은 종괴(腫塊)를 만든다.

어혈이 생긴 곳은 오랫동안 소산(消散)되지 않으면 종괴가 생기는데 부위가 고정되어 힘을 주어 누르거나 밀어도 이동되지 않는다. 체표에서는 청자색 또는 청황색을 나타내며 누르면 아프다.

어혈은 출혈을 일으킨다.

어혈이 생기면 혈맥이 손상되어 혈액이 맥 밖으로 넘쳐나 출혈이 일어난다. 혈은 암자색(暗紫色)을 띠거나 핏덩이가 섞이는데 출혈 상태에서는 선홍의 혈액도 보인다.

어혈은 발열(發熱)을 일으킨다.

어혈로 인한 발열은 주로 야간에 나타나고 갈증을 호소하나 물은 마시지 않고 입가심만 한다.

어혈이 있는 부위는 자색(紫色)을 띤다.

어혈이 오래되어 피부와 근육이 영양을 받지 못하면 얼굴, 입술, 손톱이 청자색 또는 암자색을 띠거나, 얼굴색이 검고 피부가 깔깔하게 마르고 눈 주위도 암흑색을 띠게 된다. 심(心)은 혈맥을 주관하고 혀에 반영되므로 어혈이 생기면 기혈이 순통하지 못해 혀끝이 암자색을 띠며 점상(點狀) 또는 반상출혈(斑狀出血)이 나타난다.

어혈로 일어나는 증상은 다양하다.

심(心)에 어혈이 생기면 가슴이 두근거리고 답답하고 아프며 입술과 손발톱의 색이 청자색을 띠고 광증(狂症)을 일으키기도 한다. 폐(肺)에 어혈이 생기면 흉통 · 각혈(咯血)이 나타나고, 위(胃)에 어혈이 생기면 피를 토하거나 대변의 색이 검어지고, 간(肝)에 어혈이 생기면 옆구리가 아프고 간(肝)이 커지며, 자궁에 어혈이 생기면 아랫배가 아프고 월경이 고르지 않고 월경통, 폐경(閉經)이 나타나고, 사지 말단에 어혈이 생기면 탈골저(脫骨疽)[18]가 생기며, 인체의 표면에 어혈이 생기면 퍼렇게 붓고 아프다.

18) 탈골저(脫骨疽) : 탈옹(脫癰), 탈골정(脫骨疔), 탈저(脫疽)라고도 함. 발가락이나 손가락이 헐어서 떨어지는 증. 화독(火毒)이 장부에 몰려 음(陰)을 상하거나 한습(寒濕)의 사기(邪氣)를 받아 핏줄이 줄어들어 기혈이 제대로 돌지 못하여 생긴다. 주로 발가락에서 많이 생기는데, 짓무르고 오래되면 발가락이 떨어져 나가므로 탈저(脫疽)라 한다.

II. 발 병(發病)

모든 질병의 발생이 육음외감(六淫外感), 칠정내상(七情內傷), 노권(勞倦), 음식, 외상 및 담음(痰飮), 어혈(瘀血) 등의 병인(病因)과 직접적으로 관련되기는 하지만, 이러한 병인(病因)들이 질병의 전 과정에서 절대적인 역할을 하는 것으로 보이지 않는다. 즉, 발병은 매우 복잡한 과정이기 때문에 어떠한 발병인자가 인체에 침입하였다고 해서 바로 그에 해당하는 병이 그대로 나타나는 것은 아니며, 같은 발병인자라고 하더라도 어떤 사람은 발병하지만, 또 다른 사람은 발병하지 않고, 설령 같이 발병한다고 하더라도 나타나는 병증에 서로 많은 차이가 나타나게 된다.

발병의 원리를 연구하는 목적은 병인(病因)이 인체를 침범하였을 때 어떤 경우에는 발병하고 어떤 경우에는 그렇지 않으며, 또 어떤 상황 하에서는 병이 가볍고 어떤 상황 하에서는 병이 중해지며, 또 서로 다른 내외조건이 조성할 수 있는 병정(病情)의 다양한 차이를 밝히는 데 있다. 이러한 문제들이 밝혀지면, 어떤 조건을 인위적으로 조성함으로써 병인(病因)이 인체를 침범하더라도 발병하지 않게 하거나 혹은 가볍게 할 수 있고, 경우에 따라서는 발병 후의 양상을 예측할 수 있게 된다. 발병은 정기(正氣)의 강약을 위주로 하는 정사(正邪)간의 대립과 체질 등에 의해 좌우되며, 이 외에도 기후, 지역, 계절 등의 자연환경과 사회환경을 포함하는 외적인 조건 역시 발병과 유기적인 관련을 지니고 있음을 강조하고 있다. 우리들은 이러한 발병의 원리를 잘 이해함으로써 더욱 효과적인 질병의 예방과 치료를 할 수 있다.

1. 정사(正邪)와 발병(發病)

어떠한 발병요인이 인체에 침입할 경우 인체의 조직구조와 그 기능은 반드시 그것과 항쟁하여 병인(病因)을 제거하고 건강을 유지한다. 만약 병인(病因)이 적시에 해소되어 "음평양비(陰平陽秘)"[19]의 생리상태가 유지되면 인체가 건강하고 발병하지 않는다. 반대로 병인(病因)이 적시에 제거되지 않아 "음평양비(陰平陽秘)"의 생리상태가 파괴되면 인체가 건강을 유지하지 못하여 병이 발생한다.

1) 정기(正氣)

정기(正氣)는 인체의 기능 활동을 정상으로 유지시키고 회복시키는 기운이므로 정기(正氣)가 왕성하여 기혈이 충만 되면 방어 기능이 견고하여 병사(病邪)가 침범하지 못한다. 그러나 인체의 정기(正氣)가 쇠약하고 장부와 경락의 기능이 떨어지면 사기(邪氣)가 인체를 침범하여 음양(陰陽)의 균형이 무너지고 장부(臟腑)와 경락(經絡)의 기능이 상실되어 질병이 발생된다.

2) 사기(邪氣)

사기(邪氣)는 "부정지기(不正之氣)"에 속하는데, "부정한 것을 사기(邪氣)라 한다."는 말이다. 역대 의학 문헌에는 사기(邪氣)의 의미가 매우 광범위하게 기재되어 있고 기본개념에 대해서도 여러 가지 견해가 있다. 하나는 사기(邪氣)가 단지 외감(外感) "육음(六淫)"과 "역기(疫氣)", 내부에서 생겨난 수습(水濕)·담(痰)·음(飮)과 어혈(瘀血)만을 가리킨다는 견해이고, 다른 하나는 사기(邪氣)에 마땅히 칠정(七情)·노권(勞倦)과 내외상(內外傷)을 포함시켜야 한다는 견해이다.

---

19) 음평양비(陰平陽秘) : 음기(陰氣)가 평온하고 양기(陽氣)가 조밀하면 양자가 상호 조절작용을 함으로써 상대적 평형을 유지한다. 이는 정상적 생명활동을 진행하는 기본조건이다. 『소문(素問)·생기통천론(生氣通天論)』에서 "음(陰)이 평형을 이루고 양(陽)이 조밀하면 정신이 바르다"라고 하였다.

결론적으로 정(正)과 사(邪)는 상대되는 말이다. 인간의 생활이 자연계 내에서 이루어지므로 잠시라도 사기(邪氣)와 접촉하지 않을 수 없는데, 정기(正氣)의 항사(抗邪)능력으로 발병을 미연에 방지하는 것이다. 만약 인체의 정기(正氣)가 상대적으로 부족하거나 사기(邪氣)가 지나치게 성하여 인체 정기(正氣)의 항사(抗邪)능력을 초과할 경우는 사기(邪氣)가 정기(正氣)의 허를 틈타 인체에 침입한다. 따라서 사기(邪氣)와 정기(正氣)의 항쟁은 인체가 생명활동을 유지하는 한 계속된다. 단 정상적인 상황 하에서는 정기(正氣)가 사기(邪氣)를 이기므로 발병하지 않고 사기(邪氣)와 정기(正氣) 사이의 항쟁을 쉽게 느끼지 못하는데, 발병과 질병과정에서는 사기(邪氣)와 정기(正氣)간의 항쟁이 매우 두드러지고 뚜렷한데 이는 인체의 발병여부 · 질병의 예후와 밀접한 관련이 있기 때문이다.

3) 정사투쟁(正邪鬪爭)의 결과가 발병의 여부를 결정한다.

정사투쟁(正邪鬪爭)은 정기(正氣)와 사기(邪氣)의 투쟁을 말하는 것이다. 이런 투쟁의 승패는 직접적으로 '발병(發病)'과 '불발병(不發病)'에 관련되어 있으며, 또한 질병의 발전 및 전귀(轉歸)에 영향을 준다.

정기(正氣)가 사기(邪氣)를 이기면 병이 나지 않는다.

사기(邪氣)가 인체를 침입하면 정기(正氣)가 반드시 사기에 대항하는데, 만약 정기(正氣)가 강성하여 사기에 유력하게 대항하면 병사가 침입하기 어렵고 혹은 침입 후에도 정기(正氣)에 의해 추방되어 병리 반응이 일어나지 않는다. 자연계에는 각양각색의 발병인자가 존재하는데, 그렇다고 해서 그를 접촉한 모든 사람이 병이 나는 것은 아니다. 정기(正氣)가 강성하여 사기(邪氣)를 이겨내면 발병하지 않음을 말하는 것이다.

사기(邪氣)가 정기(正氣)를 이기면 병이 난다.

정사(正邪)투쟁의 과정에서, 인체의 정기(正氣)가 허약하거나 사기(邪氣)가 편성하여 정기(正氣)가 사기(邪氣)를 이기지 못하면 장부의 음양과 기혈이 실조하고 기기역란(氣機逆亂)하여 질병이 발생하게 된다.

2. 내외 환경과 발병

질병의 발생여부는 장부와 경락 등의 조직구조 및 그 기능상태와 관계가 있으며, 동시에 생활환경과 작업환경 등의 자연 및 사회환경과도 관계가 있다.

사람의 몸은 유기체(有機體)로 어떤 질병이 발생한다는 것은 장부와 경락 등의 조직구조 및 그 기능상태에 이상이 발생하고, 체내의 환경이 협조와 평형을 잃은 상태를 의미한다. 사람과 자연 · 사람과 사회 역시 하나의 유기체(有機體)로 자연적 요인과 사회적 요인은 항상 체내환경의 상대적인 안정상태에 영향을 미치며, 인체는 자아조절에 힘입어 내외환경 간의 협조와 통일을 유지하게 된다.

만일 인체의 자아조절기능이 저하되거나, 자연환경과 사회환경이 매우 열악하고 급변하게 되면 체내환경의 상대적인 안정상태가 파괴되어 질병이 발생한다.

1) 외부 환경과 발병

대개 자연환경과 사회환경을 가리켜 외부환경이라 한다. 기후변화 · 지리적 특성 · 환경위생 등이 자연환경에 속하고, 사회적 지위 · 경제적 상황 · 문화정도 · 가정환경 · 상황의 변화와 인간관계 등이 사회환경에 속한다.

기후요인

내경(內經)에서는 "사계(四季)의 기후변화는 오장(五臟)을 손상시킨다."[20]고 하였다. 각 계절마다 상이한 다발병(多發病)이 있는데, 예를 들어 봄철에는 풍병(風病)과 온병(溫病)이 많고, 여름철에는 설사(泄瀉)와 서병(暑病)이 많으며, 늦여름에는 습병(濕病)이 많고, 가을철에는 조병(燥病)과 학질(瘧疾)이 많으며, 겨울철에는 한병(寒病)이 많다. 각종 질병의 발생이나 만성병의 재발은 대부분 계절과 관계가 있는데, 예를 들면 감기 · 기관지염 · 천식 · 관절염 등은 대부분 기후가 급격하게 변화할 때 발병하고, 상한(傷寒) · 이질(痢疾) · 학질(瘧疾) · 유행성뇌염 등은 대부분 여름과 가을철에 유행하고, 마진(痲疹) · 백일해(百日咳) · 유행성 뇌척수막염 등은 대부분 겨울과 봄철에 유행한다.

---

20) 四時之氣更傷五臟. 『素問 · 生氣通天論』

지리요인

지역마다 기후환경과 지리적 환경이 다르면 인체에 미치는 영향도 달라지므로 각 지역의 다발병(多發病) 역시 차이가 있다. 내경(內經)에서는 이미 "동방(東方)지역은 천지가 처음 생겨난 곳으로서, 생선과 소금이 생산되는 지역이며 바다를 끼고 있다. 그곳 사람들은 물고기를 주로 먹고 짠 음식을 좋아하는데, 모두 그곳에 사는 것을 편안하게 여기고, 그 곳에 나는 음식물을 즐긴다. 어류를 많이 먹으면 열(熱)이 중초에 쌓이고, 짠 음식을 과식하면 혈(血)이 손상되므로 그곳 사람들은 대부분 피부가 검고 주리(腠理)가 성글며, 그들에게 발생하는 병은 대부분 옹양(癰瘍)이다……. 서방(西方)은 금옥이 나는 지역이자 모래와 돌이 많은 곳으로서, 천지의 기(氣)가 수렴(收斂)하는 곳이다. 그 곳의 사람들은 산릉(山陵)에 의지하여 거주하는데 바람이 많고 물과 토질이 억세므로 두터운 모포로 옷을 만들어 입으며 초석(礎石)을 깔고 잔다. 음식은 치즈나 지방성분이 많은 육류를 먹으므로 기부(肌膚)[21]가 치밀하여 외사(外邪)가 쉽게 그들의 인체에 침입하지 못하나, 대부분 내부에서 병이 발생한다……. 북방(北方)은 천지의 기(氣)가 폐장(閉藏)되는 지역으로서, 지세가 높아 사람들이 산릉(山陵)에 의지하여 거주하는데, 항상 춥고 찬바람이 부는 환경에서 생활한다. 그곳 사람들은 유목생활을 통해 유제품을 많이 섭취하므로 내장(內臟)이 한사(寒邪)에 손상되어 창만(脹滿) 등의 질병이 발생한다……. 남방(南方)은 천지의 기(氣)가 길러지는 양기(陽氣)가 왕성한 곳으로서, 지세가 낮으며, 물이 많고 토질이 부드러워 안개가 자주 낀다. 그곳 사람들은 신 음식과 발효시킨 음식을 좋아하므로 사람들의 피부주리가 치밀하여 홍색을 띠며, 대부분 근육이 갑자기 땅기거나 사지마비 등의 질병이 발생한다……. 중앙(中央)지구는 그 지세가 평탄하면서 습(濕)하며, 천지의 기(氣)가 만물을 생성하는 바가 풍부하다. 그곳 사람들은 각종 음식을 섭취하고 편안하게 생활하므로 대부분 사지가 연약 무력해지고 궐역(厥逆)·한열(寒熱) 등의 질병이 발생한다."[22]고 하였다. 갑상선종과 케산병[23] 및 고원질환(高原疾患) 등은 모두 지리적

---

21) 기부(肌膚) : 살과 살갗, 피하지방, 근육조직을 합해서 이른 말.

22) 東方地域, 天地之所始生也. 魚鹽之地, 海濱傍水, 其民食魚而嗜鹹, 皆安其處, 美其食. 魚者, 使人熱中, 鹽者勝血, 故其民皆黑色疏理, 其病皆爲癰瘍……. 西方者, 金玉之域, 沙石之處, 天地之所收引也. 其民陵居而多風, 水土剛强, 其民不衣而褐荐, 民華食而脂肥, 故邪不能傷其形體, 其病生于內 ……. 北方者, 天地所閉藏地域也. 其地高, 陵居風寒氷冽, 其民樂野處而乳食, 臟寒, 生滿病,……. 南方者, 天地所長養, 陽之所盛處也. 其地下, 水土弱, 霧露之所聚也. 其民嗜酸而食胕, 故其民皆疏理而赤色, 其病攣痹……. 中央者, 其地平以濕, 天地所以生萬物也衆. 其民食

환경과 밀접하게 관계된다.

생활환경과 근로환경

쾌적하지 않은 생활환경과 근로환경은 항상 발병을 유발하는 중요한 요인이다. 예를 들어, 환경위생을 매우 소홀히 하여 모기나 파리가 자생하면 각종 질병의 발생과 전파를 유발한다. 즉 유행성 감기・백일해・홍역・성홍열・유행성뇌수막염・폐결핵 등은 호흡기를 통하여 전염되고, 상한(傷寒)・이질(痢疾)・간염(肝炎) 및 각종 기생충병 등은 소화관을 통해 전염되며, 유행성 뇌염・학질 등은 모기를 통해 인체에 전염된다. 그러므로 항상 환경위생을 청결히 하여 모기나 파리를 박멸해야 한다. "3대 산업공해" (즉 수질오염・대기오염・각종 폐기물 오염)를 적절하게 처리하지 못하여 환경을 오염시키거나, 장기간 유독 물질을 감수(感受)했을 때는 납중독・벤젠중독・비소중독・규폐증 등의 급성・만성중독 증상을 일으킬 수 있다. 이외에도 외상(外傷)・충수상(蟲獸傷) 등도 모두 환경요인과 관계가 있다.

사회환경

인간은 사회적 동물이므로, 사회 속에서의 정치적 지위・경제상황・문화정도・가정환경・환경의 변화 및 인간관계 등도 질병의 발생과 밀접하게 관련이 있다. 예를 들어 『내경(內經)』에서는 "일찍이 귀하였으나 나중에 비천해지면 비록 사기(邪氣)의 침입을 받지 않더라도 병이 내부에서 생겨난다."[24] "갑작스러운 즐거움이나 갑작스러운 고생, 혹은 처음에는 즐거웠다가 나중에 고통을 받는 것 등은 모두 정기(精氣)를 손상시킨다."[25]는 등의 뛰어난 견해를 제시하였다.

雜以不勞, 故其病多痿厥・寒熱……. 『素問・異法方宜論』

23) 케산병 : 셀레늄이 결핍되어 발생하는 풍토성 심장병

24) 嘗貴後賤, 雖不中邪, 病從內生. 『素問・疏五過論』

25) 暴樂暴苦, 始樂後苦, 皆傷精氣. 『素問・疏五過論』

2) 내부환경과 발병

인체의 내부환경은 장부(臟腑)와 경락(經絡) 등의 조직구조 및 그 생리기능으로 조성된다. 인체의 내부환경은 정상적인 상황 하에서 상대적인 협조평형 상태를 유지하는데, 만일 체내환경의 협조평형 상태가 파괴되면 즉시 질병이 발생한다. 그러므로 내부환경이란 인체의 정기(正氣)의 강약을 말하며, 질병발생의 내재적인 근거가 된다.

체질과 발병

체질은 유전적으로 혹은 성장, 발육 과정에 대사기능 및 구조적으로 형성된 개체의 특성이라고 할 수 있다. 이러한 특성은 질병발생과 밀접한 관련이 있다. 질병의 발병원인은 같더라도 임상증상과 발병과정이 다른데 이는 체질에 의해 좌우됨을 알 수 있다. 체질이 강할 경우는 면역기능 역시 강하여 쉽게 병에 걸리지 않으며, 체질이 비교적 약한 경우는 그 면역기능 역시 약하여 쉽게 병에 걸린다. 체질과 정기(精氣)와의 관계는 밀접하다. 체질이 장실(壯實)하고 강건하면 장부기능이 왕성해지고 정・기・혈・진액이 충족하여 정기가 왕성하게 되고 체질이 허약하면 장부기능이 감퇴되고 장기도 허약하다.

사람의 체질에 관해서는 『내경(內經)』에서 이미 설명하고 있다. "오장이 모두 견실하면 병이 없고, 오장이 모두 취약하면 질병에서 벗어날 수 없다."[26]고 하였고, 『영추(靈樞)・오변(五變)』에서는 도끼로 나무를 베는 것에 비유하여 체질에 따라 쉽게 걸리는 질병이 다른 까닭을 설명하였다. 그 예로, "기육(肌肉)이 견실하지 않고 주리(腠理)가 성글면 쉽게 풍병(風病)을 앓는다."[27], "오장이 모두 연약한 사람은 쉽게 소갈병(消渴病)을 앓는다."[28], "골격이 작고 기육(肌肉)이 연약하며, 기색(氣色)이 일치하지 않는 사람은 쉽게 한열병(寒熱病)을 앓는다."[29] "피부의 무늬가 거칠고 주리(腠理)가 성근 사람은 쉽게 비증(痹證)에 걸린다."[30]고 하여 비교적 상세하게 설명하였다.

체질은 비록 선천적인 품부(稟賦)[31]와 밀접한 관련이 있으나, 더욱 중요한 것은 후천

26) 五臟皆堅者, 無病; 五臟皆脆者, 不離於病. 『靈樞・本臟』
27) 肉不堅, 腠理疏, 則善病風. 『靈樞・五變』
28) 五臟皆柔弱者, 善病消癉. 『靈樞・五變』
29) 小骨弱肉, 色不一者, 善病寒熱. 『靈樞・五變』
30) 粗理而肉不堅者, 善病痹. 『靈樞・五變』

적인 영양섭취와 적당한 노동·휴식 및 체력단련이다. 즉 선천적인 품부(稟賦)가 부족하더라도 후천적인 섭생을 잘함으로써 체질을 강화할 수 있다.

정신정지(精神情志)의 상태와 발병

정신이 유쾌하고 정지(情志)가 편안하면 기기(氣機)가 원활하게 소통하고 기혈(氣血)이 조화를 이루어 장부(臟腑)·경락(經絡) 등의 생리기능이 충분히 발휘되므로 사기(邪氣)가 쉽게 침입하지 못한다. 만일 정지(情志)가 자극을 받고 정서파동(情緖波動)이 일어나 기혈(氣血)이 조화를 잃고 기기(氣機)가 역란(逆亂)하면 정기(正氣)가 허약해져 쉽게 발병을 초래한다.

정신정지(精神情志)의 상태와 발병의 관계는 일찍이 『내경(內經)』에서 설명하고 있는데, "마음을 안정시켜 망령된 생각을 하지 않음으로써 진기(眞氣)가 내부에서 조화를 이루고 정신이 소모되지 않는데, 어찌 병이 발생할 수 있겠는가? 따라서 그들은 정신이 편안하고 욕심이 없으며 마음이 안정되어 두려움이 없다. 노동을 하여도 피로하지 않고 정기(正氣)가 조화로워 …… 향락이 그들의 눈을 어지럽힐 수 없었고 음란한 말로 그 심지를 유혹할 수 없었으며……"[32] 라고 하여 양생(養生)의 도(道)를 명확히 제시하였다. 『내경(內經)』 이후에도 역대 의가들은 대부분 정신(精神)·정지(情志) 방면을 매우 중요하게 생각하였다.

---

31) 품부(稟賦) : 선천적인 것, 즉 타고난 것을 가리킨다.

32) 恬淡虛無, 眞氣從之, 精神內守, 病安從來. 是以志閑少欲, 心安而不懼, 形勞而不倦, 氣從以順, 各從其欲, 皆得所願. ……嗜欲不能勞其目, 淫邪不能惑其心,……. 『素問·上古天眞論』

Ⅲ. 병기(病機)

병기(病機)란 질병이 발생·발전·변화하는 기전(機轉)이다. 인체가 사기(邪氣)를 감수(感受)하면 반드시 체내의 정기(正氣)가 저항하므로 정사(正邪)가 서로 맞서 싸우게 되는데, 이 때 사기(邪氣)가 우세하면 인체 음양의 평형이 파괴되어 기혈진액 기능을 상실하게 된다. 그러므로 전신 혹은 국부적인 병리변화가 일어나게 된다.

질병은 종류가 많고 다양하며 병인(病因)이 다르고 신체 조건과 환경이 다르므로 병리기전은 복잡하고 변화가 많지만, 대체적으로 정사투쟁(正邪鬪爭), 음양실조(陰陽失調), 기혈진액실상(氣血津液失常) 등으로 병기(病機)변화는 요약되어질 수 있다.

정사투쟁(正邪鬪爭), 음양실조(陰陽失調)와 기혈진액실상(氣血津液失常) 등의 기본적인 병기(病機)변화로써 질병에 대한 대체적인 설명은 가능하지만, 발병부위·병사(病邪)의 성질·사정(邪正)의 성쇠·기혈진액(氣血津液)의 상태 등이 모두 다르기 때문에 발생하는 병리변화 역시 매우 다양하다. 예를 들면 "화(火)"가 "심(心)"에 있으면 심신(心神)이 불안하고, 피부에 있으면 홍열종통(紅熱腫痛)하며, 눈에 있으면 충혈 되고 눈이 부시는 등이다. 그러므로 본 편의 병기(病機) 각론에서는 장부(臟腑)·경락(經絡)을 중심으로 기혈진액(氣血津液), 음양(陰陽), 사정(邪正)의 변화를 결합하여 『내경(內經)』에서의 병기(病機)에 관한 내용을 설명하고자 한다.

병기(病機)에 영향을 미치는 요인은 위에 설명한 것 이외에도 기후, 지역, 성별, 연령, 체질 등이 있다. 또한 질병 자체는 끊임없이 변화하는 과정이기 때문에 실제 임상에 있어서는 반드시 적극적으로 병인, 발병 및 병기(病機)의 지식을 활용하여 환자의 병기(病機)에 대하여 구체적이고도 세밀한 분석을 하여야 한다. 질환이 다르면 병기(病機)가 달라질 뿐만 아니라, 같은 질환인 경우에도 사람에 따라 병기(病機)가 달라지며, 같은 질환 같은 사람이라고 하더라도 단계에 따라 병기(病機) 역시 달라진다는 것도 꼭 기억하여야 한다. 임상에서 "변증(辨證)"한다는 것은 바로 병기(病機)를 분별(分別)한다는 의미이며, 치료의 기초를 제공하는 것이다.

제1장
병기(病機)총론

제1절 사정성쇠(邪正盛衰)

"사정성쇠(邪正盛衰)"는 질병과정에서 인체의 저항력, 즉 정기(正氣)와 병을 일으키는 사기(邪氣)간에 성쇠(盛衰) 변화를 가리킨다. 사기(邪氣)가 인체에 침입하여 병을 일으키면 반드시 인체의 정기(正氣)를 손상시켜 정기(正氣)는 점진적으로 약화된다. 인체의 정기(正氣)는 병을 일으키는 사기(邪氣)를 방어·억제 ·소멸시키는 작용을 한다.

그러므로 질병의 전 과정 속에서 처음부터 끝까지 정기(正氣)와 사기(邪氣)간의 투쟁이 존재한다. 정기(正氣)와 사기(邪氣) 간의 성쇠변화는 병기(病機)의 허(虛) 또는 실(實)을 결정하며, 아울러 질병의 발전과 변화 및 그 결과에 직접적인 영향을 미친다.

1. 사정성쇠와 허실변화의 병기

『내경(內經)』에서 "사기(邪氣)가 성하면 실하고, 정기(正氣)가 손상되면 허해진다"[33]하여 사정성쇠(邪正盛衰)와 허실병기(虛實病機)의 관계설명이 처음 나타난다. 이는 곧 "실(實)"은 사기(邪氣)의 넘침이고, "허(虛)"는 정기(正氣)의 모자람이라는 말이다.

1) 허·실(虛·實)의 병기(病機)

"허(虛)"의 병기(病機)는 기혈(氣血), 진액(津液)과 경락(經絡), 장부(臟腑)의 생리 기능이 허약해지고 저항력이 낮아져 정기(正氣)가 사기(邪氣)에 대항하지 못하는 병리 변화

---

33) 邪氣盛則實, 精氣奪則虛. 『素問·通評虛實論』

이다. 허약, 쇠퇴, 부족의 증후가 나타나 허증(虛證)이라 한다. 허증은 신체가 허약하거나 질병의 후기나 만성질병에서 나타난다. 중한 병이나 오랜 병 또는 땀을 너무 많이 흘리거나 구토, 설사, 대출혈 등으로 기혈진액, 정기(正氣)를 소모하여 정기(正氣)가 허약해지면 몸이 피로하고 얼굴이 초췌해지고 가슴이 뛰고 숨이 차며 자한(自汗), 도한(盜汗)이 생기고 가슴과 손발에 번열(煩熱)이 나거나, 혹은 춥고 찬 것을 싫어하고 사지가 차며 맥이 허하고 힘이 없는 "허증(虛證)"이 나타난다.

"실(實)"의 병기(病機)는 주로 사기(邪氣)가 성하고 정기(正氣)가 아직 허약하지 않은 상황에서 사기(邪氣)와 정기(正氣)가 극렬하게 투쟁하여 일으키는 병리 변화이다. 임상에서는 사기(邪氣)가 성하여 발생하는 여러 가지 병증을 "실증(實證)"이라 한다. 실증(實證)은 육음(六淫)에 의해 일어난 질병의 초기와 중기, 또는 담(痰), 식(食), 수(水), 혈(血) 등이 체내에 정체되어 생기는 병증에서 나타난다. 사기(邪氣)가 성함으로 인해 발생하는 병증은 그 임상증상이 매우 많은데, 열이 나고 복부가 창만(脹滿)하여 불편하고 아파 누르지 못하게 하며, 가슴이 답답하고 번조(煩燥)해하며 심하면 정신이 혼미하여 헛소리를 하며, 숨소리가 크고 가래가 많아지며, 대변이 굳거나 설사가 나고 뒤가 무직하며 소변이 잘 통하지 않거나 소변이 시원하지 못하고 아프며, 설태가 두껍고 맥(脈)이 실(實)하고 힘이 있는 "실증(實證)"이 나타난다.

2) 허 · 실(虛 · 實)의 병기(病機) 변화

질병과정에서 사기(邪氣)와 정기(正氣)가 투쟁하는 가운데 그 세력이 변화하므로 허(虛)와 실(實)의 병기(病機) 역시 항상 바뀌어서 달라지고 뒤섞인다.

(1) 허실전화(虛實轉化)의 병기(病機)

인실치허(因實致虛)

본래는 "사기성즉실(邪氣盛則實)"이었으나 적시에 치료하지 않았거나 치료가 적절하지 못한 경우, 혹은 고령으로 체력이 쇠약하여 병사의 침입을 견뎌 내지 못하거나, 대한(大汗) · 대토(大吐) · 대사(大瀉: 심한 설사) · 대출혈(大出血) 등으로 인해 인체의 기 ·

혈 · 진액이 손상되어 “정기탈즉허(精氣奪則虛)”가 야기된 것을 말한다.

⇒ 사기(邪氣)가 성해지고 정기(正氣)가 대항할 여력이 있을 때 제대로 치료하지 못하여 병이 오래 지속되면 사기(邪氣)는 점차 없어지나 정기(正氣)와 장부의 생리기능도 손상 받게 되므로 병리 변화는 “실(實)”로부터 “허(虛)”로 바뀐다.

인허치실(因虛致實)

본래는 “정기탈즉허(精氣奪則虛)”였으나 허한 것이 오랫동안 회복되지 않아 장부 · 경락 등의 조직기관의 생리기능이 감퇴함으로 인해 기 · 혈 · 진액 등의 운행이 완만해지고 대사가 실조되어 식적(食積) · 담(痰) · 수습(水濕) · 어혈(瘀血) 등이 체내에 머물러 “사기성즉실(邪氣盛則實)”을 초래한 것이다.

⇒ 평소에 정기(正氣)가 허약해 장부의 생리 기능이 떨어지면 기, 혈, 수액 등이 순조롭게 운행되지 못하므로 체내에 기체(氣滯), 어혈(瘀血), 담음(痰飮), 수습(水濕) 등이 생기게 되는데 이는 “허(虛)”로부터 “실(實)”로 바뀐 병리 변화이다.

(2) 허실협잡(虛實夾雜)의 병기(病機)

많은 질병은 허실(虛實)이 변화하는 가운데 허증(虛證)에 실증(實證)이 겸하거나 실증(實證)에 허증(虛證)이 겸해진 병리 변화가 나타난다. 즉 허실협잡(虛實夾雜)의 병리 변화가 나타난다. 예를 들면 인실치허(因實致虛)과정에서 사기(邪氣)가 정기(正氣)를 손상함으로 인해 사기(邪氣)가 실(實)하고 정기(正氣)가 허약한 것이 동시에 존재하거나, 인허치실(因虛致實) 과정에서 정기(正氣)가 허(虛)함으로 인해 체내에 병리산물(담(痰) · 수습(水濕) · 어혈(瘀血) 등)이 모여 소멸되지 않고 정기(正氣)가 허약하고 사기(邪氣)가 실(實)한 상황이 동시에 존재하는 경우이다. 따라서 허실(虛實)이 뒤섞일 때는 반드시 정허(正虛)와 사실(邪實) 가운데 어떤 것이 먼저인지를 구별하고 인과관계를 명확히 해야 한다. 예를 들면 인허치실(因虛致實)로 인한 허실협잡(虛實夾雜)의 경우는 정허(正虛)가 본(本)이자 원인이고, 사실(邪實)은 표(標)이자 결과이다. 마찬가지로 인실치허(因實致虛)로 인한 허실협잡(虛實夾雜)의 경우는 사실(邪實)이 본(本)이자 원인이고, 정허(正虛)는 표(標)이자 결과이다.

3) 허실진가(虛實眞假)의 병기(病機)

허(虛)와 실(實)의 증상은 질병의 본질을 그대로 드러내는 진허(眞虛), 진실(眞實)이 나타나는 게 보통이지만, 질병의 본질을 드러내지 않고 다르게 나타나는 가허(假虛), 가실(假實)이 있다. 그러므로 질병을 진단할 때는 반드시 여러 가지 현상을 함께 고려해야 한다.

(1) 진허가실(眞虛假實)

병기(病機)의 본질은 "허(虛)"이나, 겉으로는 "실(實)"한 가상(假象)이 나타나는 것을 말한다. 가실(假實) 현상이 나타나는 주원인은 대부분 정기허약, 기혈부족, 장부·경락 등 조직기관의 기능감퇴, 운화무력(運化無力) 등이다. 예를 들면 비위(脾胃)의 운화기능이 감퇴되면 복부창만·동통 등이 발생하고 음(陰)이 양(陽)을 수렴하지 못하여 양기(陽氣)가 외부로 떠오르면 정신흥분·면홍(面紅)·번조(煩躁) 등의 가실(假實) 증후가 나타난다. 단 그 본질이 정기(正氣)가 허(虛)한 것이므로 반드시 정기(正氣)가 허(虛)한 증상이 동반된다. 예를 들어 맥상(脈象)이 허약무력하고 설질(舌質)이 붓고 연약하며 설태(舌苔)가 벗겨져 번들거리는 것 등의 증상이다.

(2) 진실가허(眞實假虛)

병기(病機)의 본질은 "실(實)"이나, 겉은 "허(虛)"한 가상(假象)이 나타나는 것을 말한다. 가허(假虛) 현상이 나타나는 주원인은 대부분 열이 장(腸) 또는 위(胃)에서 결합하였거나, 담음(痰飮)이 내부를 막거나, 습열(濕熱)이 내부에 쌓여 적취(積聚)[34]가 형성되는

34) 적취(積聚) : 뱃속에 덩이가 생겨 아픈 병증. 『난경(難經)』에는 " 적(積)은 음기(陰氣)이고 취(聚)는 양기(陽氣)이다. 음(陰)의 특징은 침복(沈伏)하는 것이고 양(陽)의 특징은 부동(浮動)하는 것이다. 그러므로 음기(陰氣)가 축적된 것을 적(積)이라 하고 양기(陽氣)가 뭉친 것을 취(聚)라 한다. 적(積)은 음기이므로 오장(五臟)에 형성되고 취(聚)는 양기이므로 육부(六腑)에 형성된다. 적(積)은 음기이기 때문에 처음 생겨나면서 일정한 부위가 있으며 아픈 곳이 고정되어 있고, 형태상 상하좌우로 역시 경계가 뚜렷하다. 취는 양기이기 때문에 구체적인 형태를 가지지 않으며, 위아래로 다니고, 아픈 곳이 일정하지 않다. 이것을 가지고 적취(積聚)를

등으로 인해 실사(實邪)가 결집하고 경락을 가로막아 기혈이 원활하게 외부로 도달하지 못한 까닭이다. 양기(陽氣)가 외표(外表)에 도달하지 못하면 사지(四肢)가 찬 증상이 나타나고, 기혈이 내부에 울결하면 의기소침하고 말을 많이 하려고 하지 않으며 전신이 권태로운 등의 가허(假虛)증상이 나타난다. 단 그 본질이 사기(邪氣)가 실(實)한 것이므로 반드시 사기(邪氣)가 실한 증상이 동반된다. 예를 들어 맥상(脈象)이 활삭유력(滑數有力)하고 설태가 누렇고 거친 등의 증상이 나타난다.

2. 사정성쇠와 질병의 전귀(轉歸)

(1) 정기(正氣)가 강하면 사기(邪氣)가 물러간다.[正勝邪退]

사기(邪氣)와 정기(正氣)의 성쇠변화 과정에서 정기(正氣)가 회복되어 사기(邪氣)와의 싸움에서 이기면 사기(邪氣)가 점차 쇠퇴하여 질병이 호전되거나 완쾌되는 것을 가리킨다. 여러 가지 질병에서 제일 흔히 볼 수 있는 한가지 전귀(轉歸)현상이다.

환자의 정기(正氣)가 비교적 왕성하고 저항력이 비교적 강하거나 혹은 제때에 치료를 받아 사기(邪氣)가 억제되고 인체에 대한 작용이 약해지거나 소실되어 인체의 장부, 경락 등 조직의 병리적 손상이 점차 회복되고 정(精), 기(氣), 혈(血), 진액(津液)의 소모도 점차 회복되어 인체의 음양은 새로운 기초에서 새로운 상대적 평형을 얻게 되므로 질병은 호전되거나 점차적으로 완쾌되는 것이다. 예를 들어, 육음(六淫)에 의하여 일어나는 외감질병에서 만약 인체의 정기(正氣)가 허약하지 않다면 저항력이 비교적 강하므로 병증의 악화를 억제할 수 있을 뿐만 아니라 병리변화를 인체의 표면과 경락에 국한시킬 수 있다. 그 외에 인체저항력의 작용 하에서 사기(邪氣)가 제거되고 영위(營衛)가 협조되어 질병이 온전히 낫게 된다.

(2) 사기(邪氣)가 강하면 정기(正氣)가 쇠약해진다.[邪勝正衰]

사기(邪氣)와 정기(正氣)의 성쇠변화 과정에서 사기(邪氣)가 극히 강하면 정기(正氣)가

구별한다."고 쓰여 있다.

점차 쇠퇴하여 질병이 악화되거나 심지어 사망에 이르는 과정을 가리킨다.

인체의 정기(正氣)가 허약하거나 혹은 사기(邪氣)가 강성하고 저항력이 점차 하강되어 사기(邪氣)의 발병작용 및 악화되는 것을 억제하지 못하면 인체가 받은 병리적 손상은 점점 많아지므로 병증은 점차 악화되고 심해진다. 만약 정기(正氣)가 쇠갈되고 사기(邪氣)만이 보다 강성해지면 기혈, 장부, 경락 등의 생리기능이 쇠약해지며 음양의 조화가 깨져 인체의 생명활동은 멈추게 된다. 예를 들어, 외감(外感) 열병과정에서 나타나는 "망음(亡陰)"과 "망양(亡陽)" 등 증후가 곧 이러한 병기(病機)변화의 전형적인 표현이다.

제2절 음양실조(陰陽失調)

음양실조(陰陽失調)란 음양이 균형을 상실하여 평형·협조 상태가 파괴되고 음양(陰陽)의 편성(偏盛)과 편쇠(偏衰)가 발생되어 양(陽)이 음(陰)을 억제하지 못하거나 음(陰)이 양(陽)을 억제하지 못하는 병리상태가 나타나는 것을 말한다. 동시에 음양실조는 장부(臟腑), 경락(經絡), 기혈(氣血), 영위(營衛) 등의 상호 관계의 실조와 표리출입(表裏出入)과 상하승강(上下昇降) 등 기기(氣機)의 비정상 상태를 개괄한 것이다. 육음(六淫), 칠정(七情), 음식, 피로 등 각종 병인(病因)은 반드시 인체 내부의 음양실조(陰陽失調)의 병기(病機)변화를 통해야만 질병이 발생될 수 있는 것이다.

음(陰)과 양(陽) 양자는 상호 제약하고 상호 전화하는 즉, 대립되며 통일되는 관계이며 이것으로 동태평형(動態平衡)을 유지하는데 이것은 정상적인 생명활동을 진행할 수 있는 기본조건이다.

음양실조(陰陽失調)의 병리변화는 매우 복잡하다. 그의 주요한 표현으로는 음양편성(陰陽偏盛), 음양편쇠(陰陽偏衰), 음양호손(陰陽互損), 음양격거(陰陽格拒), 음양망실(陰陽亡失) 등 몇 가지를 들 수 있다.

1. 음양편성(陰陽偏盛)

음양편성(陰陽偏盛)은 주로 "사기(邪氣)가 왕성하면 실하다"란 실증(實證)을 가리킨다.

음(陰)과 양(陽)은 서로 제약하므로 일반적으로 양(陽)이 성해지면 음(陰)이 쇠퇴하고 음(陰)이 성해지면 양(陽)이 쇠퇴한다. 따라서 양(陽)이 편성(偏盛)하면 반드시 음(陰)이 손상되어 음액부족을 초래하고, 음(陰)이 편성(偏盛)하면 반드시 양(陽)이 손상되어 양기(陽氣)쇠약을 초래한다. 그러므로 『소문(素問)』에서 "음기(陰氣)가 지나치게 성하면 양기(陽氣)가 손상되어 병들고, 양기(陽氣)가 지나치게 성하면 음기(陰氣)가 손상되어 병이 발생한다."[35]고 하여 음(陰) 혹은 양(陽)이 편성하는 상황 하에서 그 병기(病機)의 발전은 필연적임을 제시하였다.

1) 음편성(陰偏盛)

음의 편성(偏盛)은 한(寒) · 습(濕)과 같은 음사(陰邪)에 침범되거나 차가운 것을 너무 많이 먹어 중초(中焦)를 응체(凝滯)시키고 양이 음을 억제하지 못해 음한(陰寒)이 생성되기 때문에 발생된다. 음(陰)이 성하면 기능장애나 기능 감퇴로 열(熱)의 생성이 모자라며 대사물질이 체내에 쌓이는 병리 상태로 손발이 차고 추워하고 혀가 희어지는 증상이 나타난다. 음이 성하고 양이 아직 허하지 않은 실한증(實寒證)이다. 그런데 음한(陰寒)이 오래가면 양기(陽氣)를 손상시켜 인체의 생리 기능이 떨어지므로 음이 성하면 양병(陽病)이 생긴다고 하는 것이다.

2) 양편성(陽偏盛)

양의 편성(偏盛)은 온(溫) · 열(熱)과 같은 양사(陽邪)에 침범되거나, 음사(陰邪)에 침범되었으나 양(陽)으로 전변(轉變)되어 열이 되거나, 정서의 자극으로 화(火)가 생기거나, 기체(氣滯) · 어혈(瘀血) · 식체(食滯) 등이 몰려 열로 변해서 발생된다. 양(陽)이 성하면 기능이 항진되고 열량이 넘치는 병리 상태로 고열(高熱), 면홍(面紅), 눈이 붉어지는 증상이 나타난다. 양(陽)이 성하고 음(陰)은 아직 허하지 않은 실열증(實熱證)이다. 그런데 양열(陽熱)이 오래가면 음액(陰液)을 손상시켜 음정(陰精)이 고갈되므로 양(陽)이 성하면 음병(陰病)이 생긴다고 한다.

---

35) 陰勝則陽病, 陽勝則陰病. 『素問 · 陰陽應象大論』

음양의 편성에 따라 나타나는 한열증

	양편성	음편성
병인	① 온열(溫熱)[陽邪]의 침범에 의한 열증 ② 음사(陰邪)에 침범되었으나 음사가 양(陽)으로 전변(轉變)된 열증 ③ 정지(情志) 손상으로 장부에 영향을 미쳐 나타나는 열증 ④ 기체(氣滯), 식적(食積), 혈어(血瘀) 등에 의해 나타나는 열증	① 한습(寒濕)[陰邪]의 침습에 의한 한증 ② 차가운 음식을 과도하게 섭취해 중초가 음한(陰寒)한 사기(邪氣)를 형성하여 나타나는 한증
병기	양기(陽氣)의 편성(偏盛)에 의해 생체기능의 이상항진과 함께 열증이 발생한다	음기(陰氣)의 편성(偏盛)으로 인해 생체기능의 억제와 함께 한증이 나타난다
증상	장열(壯熱), 안색의 홍조 목적(目赤: 눈충혈)	오한, 수족냉증 설색담(舌色淡), 안색이 창백하다

2. 음양편쇠(陰陽偏衰)

음양편쇠(陰陽偏衰)는 음(陰) 혹은 양(陽)이 허약하여 일어나는 음양실조이다. 주로 "정기(正氣)를 빼앗기면 허(虛)로 된다."는 병리변화로서 정(精), 기(氣), 혈(血), 진액(津液) 등 여러 가지 물질의 부족과 그 기능이 허약해짐을 가리키며 동시에 장부, 경락 등 조직의 생리기능 실조 혹은 감퇴를 포괄한다.

음(陰)이 허하면 양(陽)이 항진되어 열증(熱證)이 나타나고 양(陽)이 허하면 음(陰)이 성해 한증(寒證)이 나타난다. 양의 편성(偏盛)으로 일어나는 실열증(實熱證)과 음의 편성(偏盛)으로 일어나는 실한증(實寒證)과는 구별되어야 한다.

1) 음편쇠(陰偏衰) - 음허(陰虛)

음편쇠(陰偏衰)는 음(陰)이 허(虛)한 것으로 인체의 정(精)·혈(血)·진액(津液) 등의 음액(陰液)이 손상되고 이들을 영양하고 안정시키는 작용이 감퇴한 것을 말한다. 일반적으로 음편쇠(陰偏衰)의 특징은 대부분 음액부족과 음(陰)이 양(陽)을 억제하지 못하고 양이 상대적으로 성해지는 허열증(虛熱證)으로 나타난다. 음편쇠(陰偏衰)는 양사(陽邪)가 음을 손상시키거나, 정서 자극으로 화가 생겨 음(陰)을 손상시키거나, 오랜 병으로 음액(陰液)이 손상되어 발생된다. 음허(陰虛)는 오장(五臟) 모두에 발생할 수 있으나 일반적으로 폐(肺), 간(肝), 신(腎)의 음허(陰虛)가 주로 생겨 폐신(肺腎)의 음허나 간신(肝腎)의 음허(陰虛)가 흔히 나타난다. 다른 장부의 음허(陰虛)도 오래되면 모두 폐신(肺腎) 또는 간신(肝腎)을 손상시킨다. 신(腎)의 음(陰)은 음액의 근본이므로 신(腎)의 음허(陰虛)는 무엇보다 주의를 기울여야 한다.

음(陰)이 허하면 음액이 부족하여 양기(陽氣)를 억제하지 못해 양기(陽氣)가 상대적으로 항진되어 음허내열(陰虛內熱), 음허화왕(陰虛火旺), 음허양항(陰虛陽亢) 등의 병리 현상이 나타난다. **음허내열(陰虛內熱)**은 온몸에 허열(虛熱)이 생겨 가슴이 답답하고 손발바닥이 뜨겁고(五心煩熱) 조열(潮熱)이 나며 여위고 도한(盜汗)이 있고 입이 마르고 혀가 붉어지고 맥이 가늘고 빠른 증상이 나타난다. **음허화왕(陰虛火旺)**은 목이 마르면서 아프고 잇몸이 붓고 아프며 뺨이 붉어지고 각혈 또는 가래에 피가 섞이는 증상이 나타난다. **음허양항(陰虛陽亢)**은 양기(陽氣)가 지나치게 위로 떠올라 어지럽고 귀에 소리가 나며 사지가 저리고 근육이 떨리는 증상이 나타난다.

2) 양편쇠(陽偏衰) - 양허(陽虛)

양편쇠(陽偏衰)는 양(陽)이 허(虛)한 것으로 인체의 양기(陽氣)가 허약해져 기능이 감퇴되거나 쇠약해지고 반응이 저하되며 대사활동이 감퇴하고 열량이 부족해지는 병리상태를 말한다. 양편쇠(陽偏衰) 특징은 대부분 양(陽)이 허(虛)함으로 인해 음(陰)을 제약하지 못하여 음(陰)이 상대적으로 항성하기 때문에 허한증(虛寒證)이 나타나는 것이다. 양편쇠(陽偏衰)는 선천적으로 물려받은 양기(陽氣) 부족, 보양(保養) 부족, 지나친 피로에 의한 손상, 오랜 병으로 인한 양기(陽氣) 손상 등으로 발생된다.

양기(陽氣) 부족은 주로 비(脾)와 신(腎)의 양허(陽虛)가 주요 원인이다. 그 가운데 특히 신양허쇠(腎陽虛衰)가 가장 중요한데 이는 신(腎)의 양은 모든 양기(陽氣)의 근본이기 때문이다. 양기(陽氣)가 허하면 음을 억제하지 못하고 온화(溫化)기능이 약해져 장부, 경락 등의 기능이 감퇴되며 혈과 진액의 운행이 늦어지므로 수액대사장애가 생겨 체내에 음한(陰寒)이 성해진다.

양이 허한 한증(寒證)일 때는 얼굴색이 희멀겋고 추워하며 손발이 차고 혀가 희고 맥이 늦어지는 한증(寒證)이 나타나며, 동시에 허리를 구부리고 눕기를 좋아하고 피로해하며 소변이 맑고 양이 많으며, 소화가 되지 않은 대변을 보는 등의 허증(虛證)도 나타난다.

양허(陽虛)로 기화(氣化) 기능이 무력해져 양이 음을 생성시키지 못해 수액의 대사 기능이 감퇴되면 체내에 수습(水濕)이 정체되는데, 비신(脾腎)의 양허(陽虛)로 수종(水腫)이 생기고 손발이 차고 추워하며 허리와 무릎이 시큰하고 차며 배가 붓고 설사하는 증상이 나타난다. 이것은 양허(陽虛)에 의해 음이 상대적으로 성해진 것이므로 허한증(虛寒證)이다. 그러므로 양이 허해서 발생하는 "한"[陽虛則寒]과 음이 성해서 발생하는 "한"[陰盛則寒]은 구별하여야 한다. 즉 양허즉한(陽虛則寒)은 양허(陽虛)로 인해 한(寒)이 발생하는 것으로 허(虛)가 주요한 것이고, 음성즉한(陰盛則寒)은 한(寒)이 주요한 것으로 허증(虛證)이 명확하지 않다.

음양의 편쇠(偏衰)에 의해 발생하는 한열증(寒熱證)

	음편쇠	양편쇠
병인	① 양열사기 왕성으로 음정(陰精) 소모 ② 오지(五志)의 치우침이 극에 달해 화(火)를 형성해 음을 손상 ③ 병이 오래되어 음정(陰精)이 소모	① 선천명문(先天命門) 화기부족(火氣不足) ② 후천적인 음식부절제, 권노상(倦勞傷)에 의한 양기(陽氣)손상 ③ 지병에 의한 양기 손상
병기	음정(陰精)부족으로 양기(陽氣)가 상대적으로 우위를 점해 생체기능의 항진과 함께 열증을 동반한다	양기의 부족으로 인해 생체 각기능의 감퇴와 함께 음한증(陰寒證)을 동반한다
병기 특성	음액(陰液)이 부족해 양기(陽氣)를 제약하지 못해 양기가 위로 떠오르거나 허화(虛火)를 형성한다	양기가 음기를 제약하지 못하여 음기 만연
주증상	골증조열(骨蒸潮熱), 오심번열(五心煩熱), 도한(盜汗), 맥상세삭무력(脈象細數無力)	안색이 창백하고 추위를 많이 타고 소화되지 않는 변을 많이 보고 맥상지완(脈象遲緩)

3. 음양호손(陰陽互損)

음양호손(陰陽互損)은 음(陰) 혹은 양(陽)의 어느 한쪽이 손상되었다는 전제 하에서 병의 발전이 상대방에 지장을 주어 음양양허(陰陽兩虛)가 생기는 병리변화이다. 음허(陰虛)의 기초에서 양허(兩虛)가 발생하는 것을 "음손급양(陰損及陽)"이라 하고, 양허(兩虛)의 기초에서 음허(陰虛)가 발생하는 것을 "양손급음(陽損及陰)" 이라 한다. 신(腎) 속의 정기(精氣)에는 진음(眞陰)과 진양(眞陽)이 있어 인체 음양의 근본이 된다. 따라서 일반적으로 음허(陰虛) 또는 양허(陽虛)를 막론하고 모두 신(腎)의 정기(精氣) 및 신(腎) 자체의 음양이 실조된 정황 하에서만 음손급양(陰損及陽) 및 양손급음(陽損及陰)의 음양호손(陰陽互損)의 병리변화가 나타난다.

1) 음손급양(陰損及陽)

음손급양(陰損及陽)은 음(陰)의 손상이 양(陽)에 미친다는 뜻이다.

음액(陰液)인 정(精), 혈(血), 진액(津液)이 손상되어 양기(陽氣)의 생성이 부족하거나, 양기(陽氣)가 의지할 곳이 없어 소모되는 것으로 음허(陰虛)에 의해 양(陽)도 허해지는 병리 상태이다. 임상에서 흔히 나타나는 간양상항(肝陽上亢)의 주요병기는 신(腎)의 음(陰)인 수(水)가 모자라 목(木)을 자양하지 못하여 간(肝)의 양이 항진된 것이다. 이러한 상황이 계속되면 신장의 정기(正氣)를 소모시키므로 신(腎)의 양(陽)이 손상 받아 신양(腎陽)의 부족이 생겨 추워지고 사지가 싸늘하며 얼굴색이 희멀겋고 맥이 약한 양허(陽虛)의 증상이 나타난다. 이것이 곧 "음손급양(陰損及陽)"으로 최종단계에서 음양양허(陰陽兩虛)의 병증으로 발전한 것이다.

2) 양손급음(陽損及陰)

양손급음(陽損及陰)은 양(陽)의 손상은 음(陰)에 미친다는 뜻이다.

양기(陽氣)가 손상되어 음(陰)이 양(陽)의 도움을 오랫동안 받지 못하면 음액(陰液)이 부족해지는 것으로 양허(陽虛)에 의해 음(陰)도 허해지는 병리 상태이다. 임상에서 흔히 보이는 수종(水腫) 증상의 주요 병기는 양기부족으로 인해 기화작용이 실조되어 수액대사에 장애가 발생하고 진액이 정체함으로 인해 수습(水濕)이 내부에서 생겨나 피부로 넘친 것이다.

이것이 계속 발전하면 음(陰)이 부족함으로 인해 양(陽)이 생성되지 못하고 나날이 소모되어 형체가 날로 수척해지고 번조(煩躁)하여 화기(火氣)가 치솟으며, 심하면 계종(瘛瘲)[36]등의 음허(陰虛) 증상이 나타난다. 이것이 곧 양허(陽虛)의 기초 위에서 음액(陰液)을 손상시키는 것[陽損及陰]으로 최종단계에서 음양양허(陰陽兩虛) 병증으로 발전한다.

4. 음양격거(陰陽格拒)

음양격거는 음양실조의 병리변화에서 비교적 특수한 병리변화이다. 음양이 서로 거부하여 외부로 밀어내는 격거(格拒)의 병기(病機)는 주로 어떠한 원인에 의해 음이나 양의 편성이 극에 이르면 다른 쪽은 극도로 허약해져 쌍방 간의 성쇠가 뚜렷하게 나뉘는데, 성(盛)한 쪽이 안에 있으면서 다른 쪽을 밖으로 밀어 냄으로써 음양간의 관계가 깨어져서 진한가열(眞寒假熱)이나 진열가한(眞熱假寒) 등의 복잡한 병리 현상이 나타난다.

1) 음성격양(陰盛格陽)

- 음(陰)이 성하면 양(陽)을 격거(格拒)한다.

음한(陰寒)의 병사가 체내에서 극도로 발전되어 양기(陽氣)를 밖으로 내몰아 상호배척하고 격거(格拒)하는 병리상태이다.

몸안에 음한(陰寒)이 성하여 몸 겉으로 양열(陽熱)을 밀어내는 음성격양(陰盛格陽)은 몸에 열감(熱感)이 있으나 이불을 덮으려 하고 물을 마시려 하지 않고 더운 음식을 좋아하고 불안하여 손발을 가만히 두지 못하며 의식은 분명하고 맥은 크지만 힘이 없는 가열(假熱) 증상이 나타난다. 병리변화의 본질은 음한극성(陰寒極盛)이고 열(熱)은 가상이므로 임상에서는 이것을 "진한가열(眞寒假熱)"이라 부른다.

---

36) 계종(瘛瘲) : 힘줄이 빳빳해지면서 오그라들거나 늘어지는 증상이 엇바뀌면서 오랫동안 되풀이되는 증. 흔히 열성 질병, 전간(癲癎), 파상풍 때 볼 수 있다.

2) 양성격음(陽盛格陰)

- 양(陽)이 성하면 음(陰)을 격거(格拒)한다.

열사(熱邪)가 내성(內盛)하여 깊이 체내에 잠복·울결(鬱結)하고 있어 인체의 외부에 도달할 수 없고, 음이 체외에 격리되어 있는 병리상태를 가리킨다.

몸안에 양열(陽熱)이 성하여 몸 겉으로 음한(陰寒)을 밀어내는 양성격음(陽盛格陰)은 팔다리가 싸늘하고 맥이 가라앉으며 가슴에 번열(煩熱)이 나고 뼈가 화끈 달아오르는 느낌이 있으며 몸은 차지만 이불을 덮으려 하지 않는 가한(假寒) 증상이 나타난다. 열병(熱病)의 극성기에 흔히 보인다. 병리변화의 본질은 리(裏)에서 열이 성하여 음(陰)을 외부로 밀어내는 현상이므로 "진열가한(眞熱假寒)"이라 한다.

5. 음양망실(陰陽亡失)

음양망실이란, 인체의 음액이나 양기(陽氣)가 크게 손실되어 생명이 위급해지는 병리상태를 말한다.

1) 망양(亡陽)

사기(邪氣)가 강하여 정기(正氣)가 대항할 수 없어 양기(陽氣)가 크게 손상되거나, 평소에 양(陽)이 허하고 정기(正氣)가 모자라며 너무 피로하거나 땀을 많이 흘려 양(陽)이 진액을 따라 몸밖으로 빠져나가거나, 오랜 병으로 양기(陽氣)가 지나치게 소모된 상태이다. 구슬 같은 땀방울이 몹시 나오고 추워서 몸을 움츠리며 팔다리가 싸늘하고 정신이 흐려지며 얼굴이 창백해지고 숨결이 몹시 약하여 갈증은 없으나 때로 더운물을 마시려 하고 심하면 입술이 청자색을 띠고 맥은 매우 약하거나 빠르면서 힘이 없는 증상이 나타난다.

2) 망음(亡陰)

망음(亡陰)은 열사(熱邪)가 왕성하거나 체내에 오래 정체되어 진액이 소모되므로 발생한다. 몸이 야위고 살갗에 주름이 생기고 눈이 우묵하게 꺼져 들어가며 정신이 흐려지고 때로 헛소리를 하며 번조(煩躁)하고 불안해하며 땀은 나지만 살갗이 마르고 갈증이 나서 찬물을 마시려고 하며 숨결이 거칠고 손발이 달아오르고 입술과 혀가 마르고 붉어지며 맥이 가늘고 빠르거나 힘이 없는 증상이 나타난다. 음과 양은 서로 의존하므로 음기(陰氣)가 망실(亡失)하면 양기(陽氣)도 의지할 곳이 없어 외부로 떠오르므로 음이 망실된 후에 신속하게 망양(亡陽)이 야기되어 음양이 결별되고 정기(正氣)가 끊어져 생명 역시 끝난다.

제3절 기혈실조(氣血失調)

기혈실조(氣血失調)는 기(氣) 혹은 혈(血)의 손상과 생리기능의 이상 및 기혈 간의 상호의존하고 이용하는 기능이 파괴된 병리변화를 가리킨다. 인체의 기(氣)와 혈은 전신을 순환하며 장부와 경락 등 모든 조직과 기관이 생리활동을 진행할 때 소요되는 물질적 기초이다. 만일 기혈이 정상적이지 못하면 필연적으로 인체의 각종 생리기능에 지장을 주고 질병이 생기게 되므로 『소문(素問)』에서는 "기혈이 조화롭지 않으면 온갖 병이 곧 변화하고 발생한다."[37]고 하였다. 동시에 기(氣)와 혈은 장부기능활동의 생산물이므로 장부에 병리변화가 발생하면 장부의 기혈실조를 일으킬 뿐만 아니라 전신의 기혈에도 지장을 주어 기와 혈의 병리변화가 생기게 된다. 때문에 기혈이 실조되는 병기(病機)는 사정성쇠(邪正盛衰), 음양실조(陰陽失調)와 마찬가지로 장부, 경락 등 각종 병리변화의 기초가 될 뿐만 아니라 각종 임상질병의 병기(病機)를 분석하고 연구하는 기초로도 되고 있다.

37) 氣血不和, 百病乃變化而生. 『素問・調經論』

1. 기의 실조(失調)

기(氣)의 실조는 주요하게 기허(氣虛)와 기(氣)의 운행 실조 두 가지 원인으로 발생한다.

1) 기허(氣虛)

기허(氣虛)는 원기(元氣), 종기(宗氣), 위기(衛氣)의 허약 및 기(氣)의 추동(推動), 온후(溫煦), 고섭(固攝)과 기화(氣化) 기능의 감퇴에 의해 생기는 기능활동의 저하 혹은 쇠퇴되는 것과 저항력이 내려가는 등의 쇠약한 현상을 모두 포함한다. 기허(氣虛)는 대부분 선천적인 품부(稟賦)가 부족하거나, 후천적인 영양이 결핍되었거나, 과도한 노동으로 인해 기(氣)가 손상되거나, 오랜 병이 회복되지 않거나, 폐(肺)·비(脾)·신(腎) 등의 장부기능이 감퇴되어 기(氣)의 생성이 부족해지는 등의 원인으로 인해 발생한다.

기(氣)는 혈과 진액을 생성·운행·고섭(固攝)하는 작용을 하므로 기(氣)가 허하면 반드시 혈(血)과 진액(津液)의 생성이 부족해지고 운행이 완만해지는 등의 병변이 발생한다.

기허(氣虛)의 병리는 전신 각부에 파급되어 반영된다. 예를 들어 기(氣)가 허하여 위기(衛氣)가 외부를 보호하지 못하면 인체의 표면이 견고하지 못하므로 땀이 쉽게 나서 감기에 걸리기 쉽다. 또한 기(氣)가 허하면, 사지와 근육을 유양(濡養)하지 못하므로 전신이 권태롭고 무력하며, 청양(淸陽)의 기(氣)가 위로 오르지 못하므로 청규(淸竅)[38]가 영양을 얻지 못해 정신이 흐리멍덩하고 어지럽고 귀에서 소리가 나며, 혈(血)의 운행이 무력해지므로 맥이 허약하고 무력하거나 미약하고 가늘며, 기(氣)가 혈(血)을 거느리지 못하므로 혈(血)이 맥외(脈外)로 넘쳐 나와 출혈의 증상이 나타나고, 기화기능이 제대로 발휘되지 못하므로 수액이 전화(轉化)되지 못하여 수액이 체내에 머물러 담(痰), 음(飮), 수습(水濕) 등을 발생시킨다. 전반적으로 기허(氣虛)는 장부의 기능을 쇠퇴시켜 여러 가지 허약한 증상들을 발생시킨다.

---

38) 청규(淸竅) : 머리와 얼굴에 있는 눈·코·입·귀 등의 구멍을 통틀어 이르는 것이다.

2) 기기실조(氣機失調)

기기(氣機)는 기(氣)의 운동이다. 기기실조(氣機失調)란 기(氣)의 승강(昇降)·출입(出入)·운행(運行)이 실조된 것으로 질병의 발전과정에서 발병요인의 작용으로 인해 장부·경락에 있는 기(氣)의 승강출입(昇降出入) 운동이 원활하지 못한 것이다.

승강출입(昇降出入)은 기(氣)의 기본적인 운동형식으로 장부·경락 등의 생리활동은 기(氣)의 승강출입(昇降出入)에 의지하므로 기(氣)의 승강출입(昇降出入)에 이상이 발생하면 반드시 장부기능에 영향을 미치며, 인체의 눈·귀·코·혀·정신의식 등의 활동은 모두 기(氣)의 승강출입(昇降出入)이 원활한 것으로부터 비롯된다. 따라서 인체의 호흡·시각·후각·정신의식 등은 모두 인체 장부경락기기의 승강출입(昇降出入)이 정상인지 아닌 지의 여부를 반영한다. 기(氣)의 승강출입(昇降出入) 기능이 실조되면 오장육부, 표리내외, 사지, 구규(九竅)에 병리 현상이 나타나게 된다.

기기실조(氣機失調)의 병기(病機)에는 기체(氣滯)·기역(氣逆)·기함(氣陷)·기폐(氣閉)·기탈(氣脫) 등이 있다.

(1) 기체(氣滯)

기체란 기기(氣機)가 울결되고 막혀 기(氣)의 운행이 순조롭지 않은 병리상태를 말한다. 주로 칠정(七情)이 체내에 울결되거나 혹은 한랭한 자극 혹은 담습(痰濕), 식적(食積), 어혈(瘀血)로 기(氣)의 운행과 혈(血)의 흐름에 영향을 미치므로 인해 국부나 전신의 기기(氣機)를 원활하게 소통시키지 못하므로 장부와 경락의 기능에 장애가 발생하는 것이다. 예를 들어 기체(氣滯)가 인체의 국부에 발생하면 국부창만(局部脹滿)이나 동통이 발생한다. 만일 기체(氣滯)가 혈액 운행에 지장을 주면 어혈(瘀血)이 발생하고, 진액의 순환에 영향을 미치면 수습(水濕), 담음(痰飮) 등의 병리산물이 형성된다.

기체(氣滯)는 또한 각종 장부기능을 실조시키는데 그 중에서도 주로 폐(肺)·간(肝)·비(脾)·위(胃)에 영향을 미친다. 폐기(肺氣)가 막혀서 선발(宣發)·숙강(肅降)하지 못하면 흉협만민(胸脇滿悶), 흉배동통(胸背疼痛), 해수(咳嗽), 담(痰)이 많아지는 등의 증상이 나타난다. 간기(肝氣)가 울결되어 소설(疏泄) 기능에 이상이 생기면 협복창민동통(脇腹脹

悶疼痛), 월경부조(月經不調), 통경(痛經) 등의 증상이 나타난다. 비위(脾胃)의 기가 체(滯)하여 승강운동(升降運動)이 원활하지 못하면 복부만민창통(腹部滿悶脹痛), 애기(噯氣), 토산(吐酸), 변비 등의 증상이 나타난다.

(2) 기역(氣逆)

기역(氣逆)이란 기(氣)의 상승이 과도하거나 하강이 제대로 되지 못해 장부의 기(氣)가 거꾸로 흐르는 병리상태를 가리킨다. 대부분 정지(情志)가 손상되거나 음식, 한온(寒溫)이 적절하지 못하거나 담탁(痰濁)이 가로막는 등으로 인해 발생한다. 기역(氣逆)은 폐(肺)·위(胃)·간(肝) 등의 장부에서 흔히 나타난다. 예를 들어 기(氣)가 폐(肺)에서 상역(上逆)하면 폐(肺)의 숙강(肅降) 기능이 소실됨으로 기침과 숨이 차는 증상이 나타나고 기가 위에서 상역(上逆)하면 위의 하강기능이 실조되어 즉 위기(胃氣)가 상역하여 오심·구토·딸꾹질·트림 등의 증상이 발생하며, 기(氣)가 간(肝)에서 상역(上逆)하면 간기(肝氣)가 상역(上逆)하여 머리가 아프고 터질 듯하며 흉협부가 창만(脹滿)하고 화를 잘 내는 등의 증상이 발생한다. 때문에 간기상역(肝氣上逆)인 때에는 혈(血)이 기(氣)를 따라 올라가므로, 각혈(咯血)과 토혈(吐血)이 나타날 뿐만 아니라 심지어 청규(淸竅)가 막혀 혼궐(昏厥)증상이 발생한다.

(3) 기함(氣陷)

기함(氣陷)은 기허(氣虛) 병기의 일종으로 기가 무력하여 올려 받들지 못하는 것이 주요한 특징인 병리상태이다. 인체에서 내장이 상대적으로 고정된 위치를 유지하는 것은 기(氣)의 정상적 승강출입(昇降出入) 운동에 의존되는 것이다. 따라서 기(氣)가 허하여 상승작용이 무력하면 장기를 들어 올리는 힘이 약해져 장부조직의 위치가 아래로 이동하는 등의 변화가 일어난다.

기함은 대부분 기허(氣虛)에서 발전된 것이다. 만약 체질이 허약하거나, 오랜 병으로 인해 비기(脾氣)가 손상되어 청양(淸陽)한 기(氣)가 상승하지 못하고 중기(中氣)가 하함(下陷)하면 위하수(胃下垂)·신하수(腎下垂)·자궁하수(子宮下垂)·탈항(脫肛) 등의 병증이 발생한다.

(4) 기폐(氣閉)와 기탈(氣脫)

기폐(氣閉)와 기탈(氣脫)은 모두 기(氣)의 출입이 이상하게 되거나 혹은 막히거나 빠져 나가는 중한 병리상태로, 임상에서 대부분 혼궐(昏厥) 혹은 망탈(亡脫) 등 중증(重證)으로 표현된다.

기폐(氣閉)

대부분 탁사(濁邪)가 외부를 막거나, 기(氣)가 지나치게 울결되어 중초(中焦)를 가로막아 사지가 차가워지고, 청규(淸竅)를 가로막아 혼미하여 사람을 알아보지 못하는 증상이 발생하는 것을 가리킨다.

기탈(氣脫)

정기(正氣)가 사기(邪氣)에 대항할 수 없거나 혹은 정기(正氣)가 갑자기 손상되거나, 혹은 정기(正氣)가 지속적으로 쇠약해져 기(氣)가 내부를 지키지 못하고 외부로 흩어지거나, 혹은 대출혈(大出血)·대한(大汗) 등으로 인해 기(氣)가 혈(血)이나 진액을 따라 빠져나가면 정기(正氣)도 이를 따라 외부로 빠져나감으로 인해 인체의 기능활동이 갑자기 쇠약해지는 병리상태를 말한다. 따라서 기탈(氣脫)은 임상에서 나타나는 각종 허탈(虛脫) 증상의 주요 원인으로 볼 수 있으며, 대부분 질병이 위중한 단계에서 발생한다. 만약 적기에 치료하지 않아 기탈(氣脫)이 회복되지 않으면 음양(陰陽)이 결별되어 사망에 이른다.

2. 혈의 실조(失調)

혈(血)의 실조는 첫째, 혈액의 생산부족이나 과도한 손실, 또는 혈(血)의 유양기능(濡養機能) 감퇴로 발생하는 혈허(血虛)와 둘째, 혈(血)의 운행이 실조되거나 완만해지거나 역란(逆亂)하거나 흐름이 얕고 빠름으로 인해 발생하는 혈어(血瘀)·혈열(血熱) 및 출혈(出

血) 등의 병리변화를 포함한다.

1) 혈 허(血虛)

혈허(血虛)는 주로 혈액이 부족하거나 혈(血)의 유양기능(濡養機能)의 감퇴로써 장부와 백맥(百脈)에 영양을 주지 못하여 생기는 병리상태를 가리킨다. 대부분 과다한 실혈(失血)로 인해 새로운 혈(血)이 이를 보충하지 못하거나, 비위(脾胃)가 허약하여 음식의 영양이 부족하거나, 혈액을 생산하는 기능이 감퇴되어 혈액의 생성이 부족하거나, 병이 오랫동안 낫지 않아 만성소모가 생기는 때에 발생한다.

전신의 장부와 경락 등 조직기관은 모두 혈의 영양을 받고 있으므로 혈허일 때에는 전신 혹은 국부가 영양실조상태로써 기능활동이 점차 쇠퇴한다. 즉 혈허로써 근육과 피부 및 조갑(爪甲)이 영양을 받지 못하면 얼굴이 창백하고 입술과 혀와 조갑이 담(淡)색을 띠며, 머리와 눈이 영양을 받지 못하면 어지럽고 눈앞이 아찔하고 양 눈이 건조하고 따끔거리는 증상이 나타나며, 심(心)이 영양을 받지 못하면 심신이 편안하지 않아 심계(心悸)·정충(怔冲) 등의 증상이 나타나고, 간(肝)이 영양을 받지 못하면 시력이 감퇴되고, 근이 영양을 받지 못하면 사지관절을 제대로 굴신(屈伸)하지 못하고, 낙맥(絡脈)이 영양을 받지 못하면 사지·근육·피부가 저리고 감각이 무딘 증상이 발생한다.

혈허(血虛)의 출현부위에 따른 임상소견

부위	임상소견
두부(頭部)	머리와 눈이 어지럽고 현기증이 남. 안색이 창백하고 입술과 설색이 담백함.
심(心)	심신이 쉬 피로함. 건망증, 불면, 심계(心悸)·정충(怔忡)
간(肝)	손톱색이 흐리고 윤기가 없음. 심하면 형태변형이 오기도 함. 사지 굴신 운동 장애. 눈이 뻑뻑하고 시력 감퇴됨.
충맥·임맥	월경이 느려지거나 생리혈이 감소하고 색이 흐려짐. 월경불순
경맥(經脈)	근육이 당기고 수족이 저림. 관절운동 장애 발생

2) 혈어(血瘀)

혈어(血瘀)는 혈액순환이 늦어지고 막히거나 정상적으로 유통되지 않고 심지어는 혈(血)이 엉기는 것을 가리킨다. 대부분 기기(氣機)가 울결(鬱結)·정체(停滯)되어 혈액운행이 막히거나, 기허로 인해 혈액운행이 무력하거나, 담탁(痰濁)이 맥도(脈道)를 가로막아 혈액운행이 원활하지 않거나, 한사(寒邪)가 혈(血)에 들어가 혈(血)이 응고되거나, 열사(熱邪)가 혈(血)에 들어가 진액을 졸여 어결(瘀結)되거나, 경맥을 벗어난 혈(血)이나 어혈(瘀血)이 혈맥을 가로막는 등으로 인해 발생한다.

혈어(血瘀)의 병기(病機)는 주로 혈액운행이 막혀 원활하지 않거나 응결되어 어혈(瘀血)을 형성하는 것이므로 혈어(血瘀)가 장부·경락 등의 국부를 가로막아 정체(停滯)되면 맥락이 소통되지 않아 동통이 발생하고 통증부위가 일정하며 한기나 온기를 만나도 감소하지 않으며, 심하면 종괴(腫塊)를 형성하는데 이를 "징(癥)"이라 한다. 또한 얼굴이 검어지고 피부가 거칠어져 두터운 각질이 생기고 밤색을 띠며 입술이 검붉은 색을 띠거나 점상출혈(點狀出血) 및 반상출혈(斑狀出血)·실핏줄이 나타나는 등의 증상이 발생한다.

3) 혈 열(血熱)

혈열은 혈내(血內)에 열(熱)이 있어 혈행이 빨라지면서 맥도(脈道)가 확장되고 심하면 출혈되는 병리 상태를 말한다. 혈열은 열사(熱邪)가 혈분(血分)에 침입되어 발생한다. 즉 외감한 온열사기(溫熱邪氣)나 한사(寒邪)가 리(裏)로 들어가 혈분에 영향을 미치는 것 등은 모두 혈열(血熱)을 일으킬 수 있다. 그 외에도 정지(情志)가 과도하게 울결되어 열(熱)로 변해 혈분(血分)에 영향을 미쳐도 역시 혈열(血熱)을 일으킬 수 있다. 예를 들면 간기(肝氣)가 울결되어 오래되면 열로 전화하여 내부의 화(火)가 치성(熾盛)하고 혈분(血分)에 쌓이므로 혈열(血熱) 증후가 발생한다.

혈은 온기(溫氣)를 만나면 운행하므로 혈분에 열이 있으면 혈액순환 순행이 빨라지고 맥락을 손상시켜 혈을 억압하여 제멋대로 흐르게 하고, 진액을 졸이며 음(陰)과 혈(血)을 손상시킨다. 그러므로 가슴이 답답하고 초조하여 발광하거나, 뉵혈(衄血)·토혈(吐血)·뇨혈(尿血)이 발생하고, 월경이 앞당겨오고 양이 많으며, 설질(舌質)이 진홍색을 띠고, 맥이 가늘고 빠른 등의 증상이 나타난다.

3. 기혈의 상호 의존하고 이용[互根互用]하는 기능실조

기(氣)는 양에 속하고 혈은 음에 속하므로 양자의 관계는 음양이 서로 따르고 상호 의존하며 상호 이용하는 관계이다. 기(氣)는 혈에 대하여 온후(溫煦) · 추동(推動) · 화생(化生) · 통섭(統攝)하는 작용이 있고, 혈은 기(氣)에 대하여 유양(濡養)하는 등의 작용이 있다.

그러므로 기(氣)가 허약하거나 승강출입(昇降出入)에 이상이 있으면 반드시 혈에 영향을 준다. 즉 기(氣)가 허하면, 혈을 생산하지 못하므로 혈이 허해지고, 혈액을 추동 · 온후하는 기능이 약해지므로 혈의 운행이 원활하지 않으며, 통섭(統攝)기능이 실조되어 혈이 외부로 넘쳐 출혈하고, 기(氣)가 정체되어 혈이 어조(瘀阻)되며, 기기(氣機)가 역란하여 혈은 기(氣)를 따라 상역하거나 하함(下陷)하는데, 심하면 토혈(吐血) · 뉵혈(衄血) 증상이 나타나고, 하함(下陷)하여 혈변(血便) · 붕루(崩漏) 증상이 발생한다.

마찬가지로 혈(血)이 모자라거나 기능이 실조되어도 반드시 기(氣)에 영향을 준다. 즉 혈(血)이 부족하면 기(氣)가 의지할 곳이 없고 영양을 받지 못하므로 혈(血)을 따라 허해지고, 혈(血)이 빠져나가면 기(氣)도 반드시 외부로 흩어지고 빠져나가며, 혈(血)이 어조(瘀阻)되면 기(氣) 역시 이를 따라 울결되어 원활하게 소통되지 않는다.

기혈(氣血)의 호근호용(互根互用)기능이 실조되면 주로 기체혈어(氣滯血瘀) · 기불섭혈(氣不攝血) · 기수혈탈(氣隨血脫) · 기혈양허(氣血兩虛) · 기혈이 실조되어 경맥(經脈)을 유양(濡養)하지 못하는 등의 증(證)이 나타난다.

1) 기체혈어(氣滯血瘀)

기체혈어(氣滯血瘀)는 기체(氣滯)와 혈어(血瘀)가 동시에 존재하는 것이다. 기(氣)의 운행이 정체되어 원활하지 못함으로 인해 혈액순환에 장애를 일으키고, 이어서 혈어(血瘀)의 병리상태가 발생하는 것을 가리킨다. 대부분 정지내상(情志內傷)이나 욕구불만으로 인해 기기(氣機)가 정체되어 혈어(血瘀)가 발생한 것이다. 그 외에 섬좌외상(閃挫外傷)인

때에도 기혈의 운행이 순조롭지 못하므로 기체혈어(氣滯血瘀)가 생긴다.

기체혈어(氣滯血瘀) 병변과 간(肝)의 생리기능실조는 밀접한 관계가 있다. 간(肝)은 소설(疏泄)을 주관하고 혈(血)을 저장하는데, 만약 간기(肝氣)가 울결되어 원활하지 못하고 소설(疏泄)기능이 실조되면 기기(氣機)가 울결 · 정체된다. 간맥(肝脈)이 양협부에 분포하므로 흉협부가 창만하고 아픈 증상이 발생한다. 이 밖에도 심(心)은 혈맥을 주관하여 혈(血)을 운행시키므로 심(心)의 생리기능이 실조되면 혈어(血瘀) 증상이 나타나고 기체(氣滯) 병증이 발생한다.

기(氣)는 혈(血)을 통솔하고 혈(血)은 기(氣)에 배속되므로 기(氣)가 흐르면 혈(血)도 흐르고 기(氣)가 정체되면 혈(血)도 정체되며, 혹은 경맥이 막혀 통하지 않거나 응결되어 덩어리를 형성하므로 창만(脹滿) · 동통 · 반상출혈 및 적취(積聚) · 징가(癥瘕) 등의 증상이 나타난다.

2) 기불섭혈(氣不攝血)

기불섭혈(氣不攝血)은 주로 기허부족(氣虛不足)으로 혈액을 통섭(統攝)하지 못해 혈이 경맥을 순행하지 못하고 경맥 밖으로 넘쳐 각종 혈의 손실을 초래하는 병리현상을 가리킨다. 비(脾)는 혈(血)을 통섭(統攝)하는 기능이 있는데, 기불섭혈(氣不攝血)은 오랜 병으로 인해 비기(脾氣)가 손상되어 허약해지고 중기(中氣)가 부족해진 것과 관계가 있다. 기허(氣虛)로써 통섭(統攝) 기능을 잃게 되면 혈액이 경맥을 떠나 맥외로 넘쳐나고 피부에 스며들어 피하출혈 혹은 자반(紫斑) 등이 나타난다. 만약 기허(氣虛)로써 하함(下陷)이 나타난다면 혈액이 아래로 넘쳐나는데 이것을 혈수기함(血隨氣陷)이라 부른다. 혈수기함(血隨氣陷)인 때에는 혈액이 하부에 넘쳐나므로 혈변(血便) · 뇨혈(尿血) 및 부녀의 월경량이 많거나 심지어 붕루(崩漏)가 나타난다.

3) 기수혈탈(氣隨血脫)

기수혈탈(氣隨血脫)은 대출혈과 동시에 기(氣)가 혈액을 따라 유실되므로 허탈(虛脫)의 위중한 증상이 나타나는 것을 말한다. 외상에 의한 출혈, 부녀자들의 붕루(崩漏)에 의한 대량 출혈과 산후 대출혈 등의 원인에 의하여 일어난다.

혈(血)은 기(氣)를 싣고 운행되므로 혈(血)이 빠져나가면 기(氣) 역시 혈(血)을 따라 빠져나간다. 기(氣)가 빠져나가면 양기(陽氣)가 망실(亡失)되어 피부표면을 온후(溫煦)・고섭(固攝)하지 못하므로 식은땀이 줄줄 흐르게 되고, 양기(陽氣)가 허약하여 사지말단에 도달하지 못하므로 사지가 차가워지는 증상이 나타난다. 또한 기(氣)와 혈(血)이 모두 빠져나가면 두목(頭目)을 유양(濡養)하지 못하므로 청규(淸竅)가 영양을 잃어 현기증이 발생하고, 혈맥이 기혈(氣血)의 유양(濡養)과 추동(推動)을 받지 못하므로 규맥(芤脈)이나 침세미약(沈細微弱)한 맥(脈)이 나타난다.

4) 기혈양허(氣血兩虛)

기혈양허는 기허(氣虛)와 혈허(血虛)가 동시에 존재하는 병리상태를 가리킨다. 대부분 오랜 병을 치료하지 못해 기혈이 모두 상하거나, 먼저 혈이 손상됨으로 인해 기가 이를 따라 쇠약해지거나, 먼저 기가 손상됨으로 인해 혈이 생산되지 못하고 점차 결핍되는 등의 요인으로 기혈양허(氣血兩虛) 병증이 발생한다. 심비양허(心脾兩虛)가 이에 속한다. 임상에서는 얼굴색이 담백(淡白)하거나 윤기 없는 황색이고 기(氣)가 미약하여 말하기 싫어하며 피로하고 무기력하며 몸이 야위고 약하며 피부가 건조하고 사지가 저리고 마비되며, 심계(心悸)・불면(不眠) 등의 기혈부족 증상이 동시에 나타난다.

5) 기혈이 실조되어 경맥을 유양(濡養)하지 못한다.

기혈이 경맥(經脈)을 유양하지 못하는 것은 주로 기와 혈이 모두 허하거나 기혈이 조화를 잃어 기혈 간의 상호 이용하고 의존하는 기능이 약해지기 때문이다. 이때 경맥・근맥・피부를 유양(濡養)하는 작용이 감소되어 사지・근육 등의 운동에 장애를 일으키거나 감각이상을 일으키는 병리상태가 나타난다. 예를 들면 사지가 저리고 무감각하거나 민첩하게 움직이지 못하게 되거나, 심하면 사지를 쓰지 못하거나 피부가 가렵고, 건조하고 깔깔한 증상이 발생한다.

제4절 진액대사실조(津液代謝失調)

진액대사는 진액이 부단히 생성·수송 분포·배설하는 과정을 가리킨다. 진액대사는 기(氣)의 승강출입(昇降出入) 운동 및 기화(氣化)작용과 분리할 수 없다. 기의 승강출입 운동이 실조되면 반드시 진액대사의 이상을 초래한다. 반대로 진액대사의 이상 역시 기의 승강출입 실조와 기화기능의 장애를 초래한다.

일반적으로 폐(肺)의 선발(宣發)·숙강(肅降), 비(脾)의 운화(運化)·수포(輸布), 신(腎)의 기화작용은 진액대사의 중요한 일환이다. 그 중에서도 특히 신(腎)의 기화작용은 진액대사를 주재한다.

진액대사가 실조되는 데는 여러 가지 원인이 있으나, 진액대사 자체로 말하면 주로 두 가지로 나눌 수 있는데 첫째, 진액의 생성부족이나 과다한 소모로 진액부족을 초래한 것,

둘째, 진액의 운행·수포·배설에 장애가 발생함으로 인해 체내의 진액이 정체하여 습(濕)·담(痰)·음(飮)·수(水) 등의 병리산물을 형성한 것 등이다.

1. 진액부족(津液不足)

진액부족은 체내의 진액이 양적으로 감소함으로 인해 안으로는 장부, 밖으로는 피부·구규(九竅) 등이 충분한 자윤(滋潤)과 영양을 받지 못하여 건조 현상이 발생하는 것을 말한다. 진액부족(津液不足)을 초래하는 주요원인은 조열(燥熱)의 사기(邪氣) 혹은 장부의 화(火) 및 과도한 오지(五志)가 열로 전화하여 진액을 손상하거나, 또는 오랜 병이나 정혈(精血)부족으로 인해 진액이 마르거나, 또는 조열(燥熱)한 약물을 과용하여 음액(陰液)이 손상되었기 때문이다.

진(津)과 액(液)은 그 성질과 형태, 분포 및 생리기능 등의 측면에서 일정한 차이가 있다. 진(津)은 비교적 맑고 묽으며 유동성이 비교적 좋으며, 안으로는 혈맥을 충만케 하고 장부를 윤택하게 하며 밖으로는 피모(皮毛)와 구규(九竅)에 도달하는데, 쉽게 손상되고 쉽게 보충된다. 즉 무더운 여름에 땀이 많이 나고 혹은 고열로써 목이 마르고 기후가 건조한 계절에는 입, 코, 피부가 건조해지고 대토(大吐)·대사(大瀉)·다뇨(多尿)일 때 나타나는 증상으로 눈이 쑥 들어가거나 피부의 탄력성이 소실되거나 심지어 경련을 일으키

는 것 등은 모두 진(津)의 손상과 관련한 주요 임상표현이다.

반면 액(液)은 비교적 걸쭉하고 유동성이 적으며, 장부를 영양하고 골수・뇌수・척수를 충양(充養)하며 관절의 활동을 원활하게 하는데, 일반적으로 잘 소모되지 않고 소모된 후에는 신속하게 보충되지 않는다. 즉 열병 후기나 오랜 병으로 정혈이 부족해져 설질이 붉고 설태가 없으며 형체가 수척한 등의 증상이 발생하는 것은 모두 액(液)이 결핍되어 나타나는 증상이다.

2. 진액의 수포(輸布)와 배설(排泄)장애

진액의 수송분포[輸布]와 배설은 진액대사에서 중요한 두 과정이다. 이 두 가지 기능장애는 그 원인은 다르나, 그 결과는 모두 진액이 체내에 머무르게 하여 습(濕)・담(痰)・음(飮)・수(水) 등의 병리산물을 형성한다.

(1) 진액의 수포장애

진액의 수송분포[輸布]장애는 진액이 정상적으로 전신에 수송분포되지 못함으로 인해 진액의 순환이 느려지거나 진액이 국부에 정체되어 습(濕)이 내부에서 발생하고, 혹은 담(痰)이 형성되거나 음(飮)이 모여들거나 수기(水氣)가 넘쳐 수종이 발생하는 것을 가리킨다.

진액의 정상적인 수포는 기(氣)의 정상적인 승강출입(昇降出入) 운동과 기화(氣化)기능에 의지하며, 폐(肺)・비(脾)・간(肝)・신(腎)・삼초(三焦) 등 장부의 정상적인 생리기능에 의지한다. 예를 들어 폐(肺)의 선발(宣發)・숙강(肅降) 기능이 실조되면 진액이 피모(皮毛)와 하부 방광에 수송분포되지 못하므로 폐(肺)에는 담(痰)이 모이고 심하면 수종이 발생한다. 비(脾)의 운화기능이 실조되면 진액의 순환 속도가 느려지므로 담습(痰濕)이 내부에 생긴다. 비(脾)의 운화기능장애는 진액의 수포장애를 일으키는 중요한 요인이다. 그러므로 『내경(內經)』에서 "습(濕)으로 인한 각종 부종(浮腫)・창만(脹滿)해지는 증상은 모두 비(脾)와 관련이 있다."[39]고 하였다. 간(肝)의 소설기능이 실조되면 기기(氣

39) 諸濕腫滿, 皆屬於脾. 『素問・至眞要大論』

機)가 원활하지 않고, 그러므로 기(氣)가 정체되면 진액도 정체된다. 신(腎)의 기화 기능이 실조되면 진액을 기로 전화하지 못하므로 진액이 정체된다. 삼초(三焦)의 수도(水道)가 불리하면 진액의 환류에 직접적으로 영향을 미칠 뿐만 아니라, 기(氣)의 기화기능에도 영향을 미친다.

(2) 진액의 배설장애

진액의 배설(排泄)장애는 주로 진액이 땀과 소변으로 전화되는 기능이 감소됨으로 인해 수액이 상하 피부로 스며들어 수종이 형성되는 것을 가리킨다. 진액이 땀으로 변하는 것은 폐(肺)의 선발기능에 속하고, 소변으로 변하는 것은 신(腎)의 기화(氣化)기능에 속한다. 그러므로 폐(肺)와 신(腎)의 생리기능이 소실되면 수습(水濕)이 넘쳐 수종(水腫)증상이 나타나는 것이다. 그 중에서도 신(腎)의 기화(氣化)기능이 더 중요하다.

폐(肺)의 선발기능이 실조되면 피부가 막혀 땀은 나지 않지만 진액대사의 산물은 여전히 신(腎)의 기화(氣化)작용을 통해 소변으로 배출된다. 반대로 신(腎)의 기화기능이 감퇴되어 소변의 생성과 배출에 장애가 일어나면 반드시 수액이 넘쳐 수종이 발생한다.

3. 진액과 기혈의 기능실조

진액의 생성, 수송분포와 배설은 장부(臟腑)의 기화(氣化)와 기의 승강출입(升降出入) 운동에 의존하고 기가 체내에서 존재・운동・변화하는 것은 혈과 진액을 통해 가능하다. 또한 혈과 진액은 근원이 같고 기능이 유사하며 상호 전화하므로 양자의 관계는 매우 밀접하다. 진액과 기혈의 기능실조는 여러 가지 병리변화를 일으킬 수 있다.

1) 수정기조(水停氣阻)

수액이 정체하여 기기(氣機)를 가로막는 병리상태를 말한다. 수액이 비정상적으로 정체하면 기(氣)의 기화(氣化)기능 및 그 승강출입(昇降出入) 운동에 영향을 미쳐 기화(氣化)가 실조되고, 기(氣)의 승강출입(昇降出入) 운동의 장애로 수액이 정체하면 기(氣)가 정체한다.

예를 들어 수음(水飮)이 폐(肺)의 기능을 저해하면 폐(肺)의 선발·숙강기능이 실조되어 폐기(肺氣)가 정체되므로 흉부가 답답하고 기침이 나고 숨이 차 바로 눕지 못하는 등의 증상이 나타난다. 수기(水氣)가 심(心)에 침입하여 심기(心氣)와 심양(心陽)이 가로막히면 가슴이 두근거리면서 불안하고 답답하고 아픈 등의 증상이 나타난다. 수음(水飮)이 중초(中焦)에 정체하여 비(脾)·위(胃)의 기기(氣機)를 가로막으면 청기(淸氣)는 상승하지 못하고 탁기(濁氣)는 하강하지 못하여 머리가 어지럽고 피곤하며 완복부가 창만(脹滿)하고 먹은 것이 소화되지 않고 체하며 심하면 오심·구토·복부창만(腹部脹滿) 등의 증상이 나타난다. 마지막으로 수음(水飮)이 경맥에서 막혀 경맥의 기기가 원활하지 못하면 사지가 노곤하고 몸이 무거운 등의 증상이 나타난다.

2) 기수액탈(氣隨液脫)

진액이 대량으로 소모됨으로 인해 기가 의지할 바를 잃고 진액을 따라 갑자기 빠져나가는 위중한 상태를 가리킨다. 대부분 고열·대한(大汗), 혹은 심한 토사(吐瀉)로 인해 야기된다. 기수액탈(氣隨液脫)의 임상표현은 땀이 나고 토하고 설사가 생기는 것 외에 숨이 차고 피로하고 맥과 말소리가 낮고 심지어 수족이 싸늘한 증상이 나타난다.

3) 진고혈조(津枯血燥)

주로 진액이 결핍되어 혈맥 속의 진액이 마른 것으로서 "혈조(血燥)"라 한다. 진액은 혈액의 중요한 구성 성분이며 진(津)과 혈(血)은 모두 수곡정미(水穀精微)에서 비롯된다. 대부분 대열(大熱)로 인해 진액이 손상되거나, 음허노열(陰虛癆熱) 등으로 인해 발생한다. 가슴이 답답하고(心煩) 코와 인후가 건조하며, 오심(五心)에서 열이 나고 형체가 수척하며 소변량이 적고 설질(舌質)이 붉으면서 윤기가 없으며 맥이 가는 등의 증상이 나타난다.

4) 진휴혈어(津虧血瘀)

진액이 결핍되어 혈액순환이 순조롭지 못한 병리상태를 가리킨다. 진액의 충족은 혈맥의 충만함과 혈액의 원활한 운행을 유지하는 데 중요하다. 만약 고열・화상・토사(吐瀉)・대한(大汗) 등의 원인으로 진액이 대량 소모되면 진액이 결핍되고 혈량이 부족하여 혈액순환이 원활하지 못하므로 혈어(血瘀) 병변이 발생한다. 임상표현으로는 설질(舌質)이 진홍색을 띠거나 점상출혈(點狀出血)・반상출혈(斑狀出血)이 나타난다. 『독의수필(讀醫隨筆)』에서 "대저 혈(血)은 배와 같고 진액(津液)은 물과 같다.……진액이 화(火)에 의해 졸여지면 혈의 운행이 갈수록 정체된다."고 하였다. 이것은 바로 진액의 결핍이 혈어(血瘀)를 야기하는 원인임을 설명한 것이다.

제5절 오사내생(五邪內生) 병기(病機)

풍(風)・한(寒)・서(暑)・습(濕)・조(燥)・화(火) 육음(六淫)을 외감병(外感病)의 발병요인으로 보는데, 주로 자연계의 여섯 가지 기후변화가 인체에 미치는 발병작용 및 인체의 반응상태를 근거하여 설명한 것이다. 이것은 사기(邪氣)가 외부에서 침입하는 것이므로 병인의 범주에 포함되고 앞장에서 다루었다.

"오사내생(五邪內生)"이란, 질병의 발전과정에서 기혈(氣血)・진액(津液)과 장부 등의 생리기능변화로 인해 풍(風)・한(寒)・습(濕)・조(燥)・화(火)의 외사(外邪)발병과 유사한 다섯 가지 병리상태가 발생하는 것을 말한다. 병이 외사(外邪)로 인해 발생하는 것이 아니라, 내부에서 발생하므로 "오사내생(五邪內生)"이라 하며, 병기(病機)의 범주에 포함된다.

오랜 임상을 통하여 중풍(中風)의 병변은 결코 풍사(風邪)를 외감하여 발생하는 것이 아니라, "신수(腎水)의 갑작스런 결핍으로 심화(心火)가 갑자기 치성(熾盛)하거나," "본기(本氣)가 저절로 병들었거나", "하초(下焦)에는 음이 허하고, 상초(上焦)에는 양이 결핍되는" 등의 원인으로 발생한다는 것을 알게 되었다. 풍사외감(風邪外感)으로 인한 발병과 구별하기 위하여 "내풍(內風)" 혹은 "비풍(非風)"이라 하였다. 따라서 기혈(氣血)・진액(津液) 및 장부기능 실조로 발생하는 병변을 육음외사(六陰外邪)와 구별하기 위하여 "내풍(內風)”·“내한(內寒)”·“내습(內濕)”·“내조(內燥)”·“내화(內火)”라고 하였다. “오사내생(五邪內生)”은 결코 발병요인이 아니라, 기혈(氣血)·진액(津液) 및 장부(臟腑) 등의 생리기능 실조로 인해 풍(風)·한(寒)·습(濕)·조(燥)·화(火) 등이 야기된 것으로 육음외사(六陰外邪)와 비슷한 종합적인 병기(病機)변화이다.

1. 내풍(內風)

내풍(內風), 즉 “풍기내동(風氣內動)”은 인체의 양기(陽氣)가 항진·변동하여 발생한 일종의 병리상태이다. “내풍(內風)”과 간(肝)은 밀접한 관계이므로 “간풍내동(肝風內動)”이라고도 한다.

『내경(內經)』에서 “갑작스런 강직(强直) 증상은 모두 풍(風)에 속한다”[40]고 하였다. 간풍내동(肝風內動)은 임상에서 현기증이 나고 눈앞이 아찔 거리며 사지가 땅기고 뻣뻣해지며, 혹은 갑자기 졸도하고 두 눈을 위로 치뜨며, 구안와사(口眼喎斜)·반신불수가 나타나고, 경련·진진(震顫)히며 사지가 마비되고 근육이 떨리며 수족이 꿈틀거리는 등의 증상이 나타난다. 그 중에서도 특히 강직성경련 혹은 의식장애 등의 불안정하고 떨리는 증상을 특징으로 한다. 이러한 증상의 발생은 대부분 간양(肝陽)이 쉽게 항성(亢盛)하고 동(動)하여 간(肝)의 혈을 저장하는 기능과 근맥을 주관하는 기능 및 목(目)으로 규(竅)를 여는 등의 기능이 실조된 것과 관계가 있다. 따라서 풍기내동(風氣內動)은 바로 풍병(風病)이 내부에서 동한 것이다. 그러므로 『내경(內經)』에서 “풍(風)으로 인한 여러 가지 지체의 떨림과 어지럼증은 모두 간(肝)에 속한다.”[41]고 하였다.

간풍내동(肝風內動)의 원인은 여러 가지인데, 일반적으로 열사(熱邪)가 매우 성(盛)하여 간경을 달구고 열(熱)이 극에 달함으로 인해 풍(風)이 발생하거나, 음(陰)이 허(虛)하고 양(陽)이 항성함으로 인해 풍양(風陽)이 상부를 요동하여 간양(肝陽)이 풍(風)으로 변하거나, 음(陰)이 손상되거나 혈(血)이 부족하여 근맥(筋脈)을 유양(濡養)하지 못하므로 인해 허풍(虛風)이 내부에서 동(動)하는 등의 원인으로 발생한다.

---

40) 諸暴强直, 皆屬於風. 『素問·至眞要大論』

41) 諸風掉眩, 皆屬於肝. 『素問·至眞要大論』

1) 열극생풍(熱極生風)

열사(熱邪)가 왕성하여 간풍을 일으키는 증후이다. 외감(外感)된 온열(溫熱)이 기분(氣分)에서 영혈(營血)에 영향을 미쳐 간음(肝陰)을 손상시키면 근막(筋膜)이 영양을 상실하므로 포급(抱急)하고 수축하게 되며, 마침내 열극생풍(熱極生風)의 병변이 형성된다.

열사(熱邪)가 심해 피부에 나타나 고열이 생기며, 열(熱)이 심포락(心包絡)을 침범하여 심신(心神)이 혼란되므로 정신이 똑똑하지 못하고 미친 듯이 초조해하며, 열이 간경을 침범하고 진액을 소모시켜 간풍(肝風)을 일으키므로 추축(抽搐)[42]·각궁반장(角弓反張)[43] 및 눈동자가 위로 몰리고 입을 꽉 깨무는 경련 증상이 나타난다. 또한 열사(熱邪)가 체내의 영혈(營血)을 침습하므로 혀는 붉거나 심홍색을 띤다. 현삭맥(弦數脈)을 나타내는데 이는 간경(肝經)에 화열(火熱)이 있음을 알수 있게 해준다.

2) 간양화풍(肝陽化風)

본래 체질적으로 음(陰)이 허하여 간양(肝陽)이 쉽게 항성(亢盛)하는 데다가 정지(情志)의 자극을 받거나 피로가 극에 달하게 되면 화(火)로 변하여 풍(風)을 만들므로 풍이 화(火)를 북돋아 상염(上炎)하게 하고 이에 기혈(氣血)이 따라 상역(上逆)하므로 드디어 상성하허(上盛下虛)의 병리가 형성한다.

그 병리변화는 대부분 풍(風)이 상초에서 동(動)하고, 음(陰)이 하초(下焦)에서 손상되며, 혈(血)이 기(氣)를 따라 역상하고, 풍양(風陽)이 담(痰)을 겸하는 네 방면과 관계가 있다. 풍(風)이 상초(上焦)에서 동하면 상초(上焦)가 성해지므로 대부분 머리가 아프고 현기증이 나서 눕고 싶어지며, 사지가 마비되고 근육에 경련이 일어나며, 수족에 연동이 생기고, 말을 잘 못하게 되는 증을 볼 수 있다. 음(陰)이 하초(下焦)에서 손상되면 하초(下焦)

---

42) 추축(抽搐) : 계종(瘛瘲)의 별칭. "추축(抽搐)"이란 수족이 빈번하게 신축하는 것이다. "땅기거나 이완되어 멎지 않는 것을 계종이라 하는데, 세속에서 말하는 '搐'이 바로 이것이다.

43) 각궁반장(角弓反張) : 후궁반장(後弓反張)이라고도 함. 『제병원후론(諸病源候論)·풍병제후(風病諸候)』에서 "풍사가 인체에 침입하면 요배부(腰背部)가 뒤로 젖혀져 구부리지도 펴지도 못하는데, 이는 사기가 여러 양경맥에 침입한 까닭이다."라고 하였다. 항배부(項背部)가 뻣뻣하면서 몸이 활처럼 뒤로 젖혀짐으로 인해 붙여진 이름이다.

가 허해지므로 걸음이 불안하고 휘청거리는 증이 나타난다.

풍양(風陽)이 항성해서 양(陽)의 상승이 지나쳐 혈(血)과 기(氣)가 상초(上焦)로 아울러 올라가거나 혹은 간풍(肝風)이 비(脾)를 범하여 습담(濕痰)이 성해서 청규(淸竅)를 동요시켜 경락을 뚫고 들어가면 구안와사(口眼喎斜), 반신불수(半身不遂), 설강불어(舌强不語) 등의 증이 나타난다.

3) 음허풍동(陰虛風動)

대부분 열병 후기에 음액이 손상되었거나, 오랜 병으로 인해 음액이 손상되어 발생한다. 그 주요 병기(病機)는 음액이 고갈되어 근맥을 유양(濡養)하지 못하는 것으로 근맥의 유양(濡養)이 실조되면 내풍(內風)이 발생한다. 이것은 허풍내동(虛風內動)에 속한다. 임상에서는 근육경련 · 수족연동 등의 증상과 음액부족으로 인해 허열(虛熱)이 내부에서 발생하는 증상이 나타난다.

4) 혈허생풍(血虛生風)

혈이 허해 근맥(筋脈)을 영양하지 못해 풍이 발생하는 증후이다. 급성 또는 만성의 대량출혈이나, 오랜 병으로 인한 혈허증(血虛證)에서 흔히 볼 수 있다. 임상에서는 사지(四肢)가 저리면서 무감각하고 근육이 요동하며, 심하면 수족경련(手足痙攣) · 굴신불리(屈伸不利) 등의 증상이 나타난다.

2. 내한(內寒)

내한(內寒)은 "한종중생(寒從中生)"이라고도 하며, 인체의 양기(陽氣)가 허쇠함으로 인해 온후(溫煦) · 기화(氣火)기능이 감퇴되어 내부에서 한(寒)이 발생하거나 음한(陰寒)의 사기(邪氣)가 만연한 병리상태를 말한다.

내한(內寒) 발생은 대개 비신(脾腎)의 양기(陽氣)부족과 관련된다. 비(脾)는 후천의 근본이자 기혈생화(氣血生化)의 원천이므로 비양(脾陽)은 사지(四肢)에 도달하여 온후(溫

煦)작용을 일으키며, 신양(腎陽)은 모든 양(陽)의 근본으로 전신의 장부조직을 온후(溫煦)함과 아울러 인체 기화(氣化)의 원천이므로 비신(脾腎)의 양기(陽氣)가 허약하면 온후(溫煦)·기화(氣化)기능이 실조되어 쉽게 "내한(內寒)"이 발생한다. 그 중에서도 특히 신양허쇠(腎陽虛衰)가 중요하다. 그러므로 『내경(內經)』에서 "한(寒)으로 인한 각종 수축(收縮)과 포급(拘急-땅기고 뒤틀림) 증상은 모두 신(腎)에 속한다."[44]고 하였다.

(1) 내한(內寒)의 병기(病機)

양이 허하면 음이 성하고 음이 성하면 내한(內寒)이 발생한다.

양기(陽氣)가 허하면 온후(溫煦)기능이 실조되어 장부조직을 온후(溫煦)·추동(推動)하지 못하고 이로 인해 기능활동이 감소되어 내부에 음한(陰寒)이 생기므로 찬 것을 두려워하고 사지가 차며 안색이 창백하고 웅크리고 누우며 따뜻한 것을 좋아하고 묽은 변을 설사하며 설질(舌質)이 촉촉하고 갈증이 나지 않는 등의 온후(溫煦)부족 증상이 나타난다. 그 중에서도 특히 찬 것을 싫어하고 따뜻한 것을 좋아하는 증상이 특징적이다.

양기가 허약하면 기화기능이 감퇴되어 내부에 음한(陰寒)이 성해진다.

인체의 대사는 양기(陽氣)의 기화기능에 의존하므로 기화기능이 감소되면 수곡(水穀)이 정미(精微)물질로 변하지 못하고 수액이 따뜻해지지 않아 수습(水濕)·담음(痰飮) 등의 음한(陰寒)성 병리산물이 쌓이거나 정체하며 내부에 음한(陰寒)의 사기(邪氣)가 편성한다. 소변이 잦고 소변량이 증가하며 콧물·침·담(痰)·연(涎) 등이 묽고 차거나, 설사를 하거나 수종이 생기는 등의 증상이 나타난다.

(2) 장부(臟腑)의 내한(內寒)병변

심양(心陽)이 허하면 심협부가 몹시 답답하거나 비트는 것처럼 아프고 안색과 입술이 푸른색을 띠는 등의 증상이 나타남.

비양(脾陽)이 허하면 묽은 변을 설사함.

---

44) 諸寒收引, 皆屬於腎. 『素問·至眞要大論』

신양(腎陽)이 허하면 허리와 무릎이 차고 아프며 소화되지 않은 음식물을 설사하고 소변량이 많으며, 남자의 경우는 양위(陽萎)가 발생하고 여자는 자궁이 차서 임신하기 어렵다.

(3) 내한(內寒)과 외한(外寒)의 차이점 및 연관성

차이점 "내한(內寒)"의 임상특징은 주로 허(虛)하면서 한(寒)이 있는 증상 즉 허(虛)가 위주이고, "외한(外寒)"의 임상특징은 주로 한(寒)이 위주이며, 또한 대부분 풍(風)·습(濕) 등의 사기(邪氣)를 수반하거나 한사(寒邪)가 양기(陽氣)를 손상함으로 인해 허상을 겸하기도 하는 등 한(寒) 위주이다.

연관성 한사(寒邪)가 인체에 침범하여 양기(陽氣)를 손상시키면 결국 양허(陽虛)를 초래하며, 양기(陽氣)가 평소에 허한 체질 또한 외사(外邪)에 대항하는 능력이 약하므로 쉽게 한사(寒邪)를 외감하여 발병하거나, 혹은 한사(寒邪)가 장부에 직중(直中)하므로 내한(內寒)을 야기하여 발병한다.

(4) 진한가열(眞寒假熱)의 병리상태

양허내한(陽虛內寒)이 일정한 단계로 발전하면 진한가열(眞寒假熱)의 병리상태가 나타난다. 예를 들면 몸에 열이 나며 맥이 허대(虛大)하고 빠른 등의 열상(熱象)같은 증상이 나타나지만 더워도 이불을 덮으려하는 등 일련의 한상(寒象)이 지배적으로 나타난다. 이 병변은 본질과 임상증상이 일치하지 않는 병리현상으로 원양(元陽)이 쇠약으로 내부에 음한(陰寒)이 성해 양(陽)을 외부로 밀어내 나타나는 가상(假象)인 "진한가열"이다.

3. 내습(內濕)

내습(內濕)은 "습탁내생(濕濁內生)"이라고도 하며, 비(脾)의 운화기능과 진액을 수송분포하는 기능에 문제가 생겨 수곡정미(水穀精微)를 운화하지 못해 수습(水濕)·담탁(痰濁)

으로 변한 것을 가리킨다. 대개 "내습(內濕)"은 비허(脾虛)로 발생하므로 비허생습(脾虛生濕)이라고도 한다.

내습(內濕)은 인체의 양기(陽氣)가 부족하여 담탁(痰濁)이 성하거나, 또는 찬 것이거나 날 것, 달고 기름진 음식물을 지나치게 많이 섭취하여 비위(脾胃)가 손상되고 이로 인해 비양(脾陽)이 부진하거나 비기(脾氣)가 허약해져 운화기능이 감퇴되면 진액의 수송과 대사에 장애가 발생하여 수액이 쌓이므로 발생한다.

비(脾)의 운화기능은 신양(腎陽)의 온후(溫煦) · 기화(氣化)작용과 관계가 있다. 그러므로 내부에서 발생한 습탁(濕濁)은 비양(脾陽)과 비기(脾氣) 허약으로 진액을 운화하지 못해 형성된 병리산물이지만, 또한 신양허쇠(腎陽虛衰)와도 밀접한 관계가 있다. 신(腎)은 수액을 주관하고, 신양(腎陽)은 모든 양기(陽氣)의 근본이므로 신양(腎陽)이 허약할 때도 반드시 비(脾)의 운화기능에 영향을 미쳐 내부에서 습탁(濕濁)이 발생한다.

이와 반대로 습(濕)은 음사(陰邪)이므로 습(濕)이 편성하면 양기(陽氣)가 손상되므로 습탁(濕濁)이 오랫동안 인체를 손상하면 반드시 비양(脾陽)과 신양(腎陽)에 영향을 미쳐 양허습성(陽虛濕盛)의 증상을 초래한다.

(1) 습사(濕邪)가 정체한 부위에 따라 나타나는 병리현상

습(濕)은 무겁고 탁하며 달라붙는 성질이 있어 쉽게 기기(氣機)를 가로막아 습사(濕邪)가 정체한 부위에 따라 각각 다른 병리현상을 나타낸다.

습사(濕邪)가 경맥에 정체하면 머리가 무거워 마치 무엇으로 싸매는 듯하고 몸이 무거우며, 관절의 굴신(屈伸)이 불편한 등의 증상이 나타난다.

습(濕)이 상초(上焦)에 정체하면 가슴이 답답해지면서 기침이 난다.

습(濕)이 중초(中焦)를 가로막으면 완복부가 그득하고 식욕이 부진하며 입이 끈적거리거나 혹은 입이 달다.

습(濕)이 하초(下焦)에 정체하면 배가 붓고 설사가 나며 소변이 원활치 않다.

습(濕)이 피부와 근육 사이로 넘치면 수종이 발생한다.

습탁(濕濁)이 인체의 어느 부위에 정체하였더라도, 여전히 습(濕)은 중초(中焦)의 비위

(脾胃)를 조체(阻滯)하는 것을 위주로 한다. 습사(濕邪)를 외감한 것과 습탁(濕濁)이 내생한 것은 그 발생과정은 다르나 서로 영향을 미친다. 습사(濕邪)가 외부에서 침입하면 쉽게 비(脾)를 손상시키거나, 비(脾)의 운화기능이 실조되어 습탁(濕濁)이 내부에 쌓이고, 내부에 습(濕)이 성(盛)한 체질 또한 습사(濕邪)를 쉽게 감수(感受)하여 발병한다.

4. 내조(內燥)

내조(內燥)란 "진상화조(津傷化燥)"라고도 하며, 체내의 진액이 부족하여 안으로는 장부를 적셔주지 못하고 밖으로는 피부와 공규(孔竅)를 영양하지 못함으로 인해 메마르고 거친 병리상태가 나타나는 것을 가리킨다. 내조(內燥)는 대부분 만성병과 오래된 열로 인해 음액이 손상되거나, 고열이 진액을 졸이거나, 습사(濕邪)가 화열(火熱)하여 조(燥)로 전화하여 발생한다.

내조(內燥) 병변은 여러 장부조직에서 발생하나, 주로 폐(肺)·위(胃) 및 대장(大腸)과 밀접한 관계가 있다.

(1) 내조(內燥)와 관련된 장부

폐(肺)는 조금(燥金)의 장(臟)으로 기(氣)를 주관하고 전신에 진액을 운반한다.

폐기(肺氣)가 허약하여 진액을 정상적으로 운반하지 못하거나, 폐(肺) 자체에 진액이 부족하여 피모(皮毛)로 운반하지 못하거나, 외사(外邪)가 리(裏)에 침입하여 열(熱)로 변하거나 담열(痰熱)이 오랫동안 폐(肺)에 머무는 것 등은 모두 폐(肺)의 진액을 손상시켜 내조(內燥)를 일으킨다. 임상에서는 콧속이 마르고[鼻乾], 입술이 마르며[脣乾], 담이 없고 마른기침이 나며, 피부가 건조하고, 심하면 폐(肺)가 건조함으로 인해 폐락(肺絡)이 손상되어 담(痰)에 피가 섞여 나오거나, 각혈 등의 증상이 나타난다.

위(胃)는 습(濕)한 것을 좋아하고, 건조한 것을 싫어한다.

위(胃)는 양명조토(陽明燥土)[45]로서 조(燥)를 주관하므로 쉽게 건조해지므로 습한 것을 좋아하고 건조한 것을 싫어하는 까닭에 진액으로 끊임없이 자윤(滋潤)해야만 정상적인 수납(受納) · 부숙(腐熟) · 통강(通降)기능을 유지할 수 있다.

대장(大腸)은 조금(燥金)의 부(腑)로 진액을 주관한다.

진액의 부족으로 장을 습윤시키지 못하거나, 장에 실열(實熱)이 울결되면 쉽게 진액을 손상시킴으로 인해 변비가 발생한다. 또한 연로하여 정기(正氣)가 부족하거나, 산후에 혈(血)이 부족하거나, 오랜 병으로 정혈(精血)이 부족해도 반드시 장액이 말라 변비가 생기는데, 이를 "장조(腸燥)"라 한다.

신(腎)은 전신의 기화(氣化)를 주관하고, 신음은 오장음액(五臟陰液)의 근원이다.

진액이 손상되어 조(燥)로 변하고 이것이 오래되면 반드시 신(腎)에 영향을 미친다. 신정(腎精)이 손상되고 신음(腎陰)이 부족하여도 폐(肺) · 위(胃)와 장(腸) 등에 영향을 미쳐 내조(內燥)를 일으킨다. 진액(津液)과 혈(血)은 근원이 같으므로 진액이 마르면 혈(血)이 부족해지고, 혈(血)이 부족하여도 또한 진액을 마르게 하므로 조증(燥證)을 치료할 때는 먼저 혈(血)을 치료해야 한다.

(2) 내조(內燥)의 증상

내조(內燥)는 진액을 말리므로 증상은 윤택함을 잃는 것으로 나타난다. 예를 들면 몸이 야위고 피부가 건조하여 윤택함이 없어지고 피부 비듬이 떨어지면서 심지어는 갈라지고, 입과 목구멍이 건조하고 입술이 타며 혀에 진액이 없고 심지어는 붉고 갈라지며, 코 안이 건조하고 눈이 따끔거리며, 손톱과 발톱이 부러지고, 대변이 건조하여 잘 나오지 않으며, 소변량이 적고 붉으며 잘 나오지 않고, 마른기침을 하되 담(痰)은 적거나 담(痰)에 피가 섞여 나오는 등의 증상이 나타난다. 내조(內燥) 병변은 음(陰)이 허하고 진액이 부족하면 허열(虛熱)이 내부에서 발생하고 허화(虛火)가 내부에서 타오르므로 내조(內燥)는 항상 임상에서 허열(虛熱)과 허화(虛火)를 수반한다.

---

45) 양명조토(陽明燥土) : "조토"(燥土)라고도 한다. 위의 음양오행 속성 및 생리 · 병리적인 특징을 가리킨다. 비위(脾胃)는 다같이 오행의 토(土)에 속하지만 위는 부(腑)로서 양(陽)에 속하며, 수곡(水穀)의 수납을 주관하는데, 병리적으로는 쉽게 건조해지고 충실(充實)해지므로 "조토(燥土)"라고 한다.

5. 내화(內火) · 내열(內熱)

내화(內火)는 "화열내생(火熱內生)"이라고도 하며, 양(陽)이 성하거나, 음(陰)이 허하고, 양(陽)이 항성(亢盛)하거나, 기혈(氣血)이 울결 · 정체하거나, 병사(病邪)가 울결함으로 인해 화열(火熱)이 내부를 요동하여 기능이 항진되는 병리상태를 가리킨다.

화(火)와 열(熱)은 모두 양(陽)에 속하고, "화(火)는 열(熱)이 극에 달한 것이고, 열(熱)은 화(火)가 성해지는 과정이다."라고 한다. 따라서 화(火)와 열(熱)은 병기(病機)와 임상증상이 기본적으로 일치한다.

내화(內火)의 주된 병기(病機)는 다음과 같다.

1) 양기(陽氣)가 지극히 성하면 열(熱)로 전화한다

인체의 양기(陽氣)가 성하여 남아돌면 기능이 항진하고, 열(熱)이 극에 달하면 화(火)로 변한다. 인체의 정상적인 양기(陽氣)는 신(神)을 영양하고 근을 부드럽게 하며, 장부조직을 온후(溫煦)하고 생리기능활동을 추동하고 촉진하는 작용이 있다. 그러나 양기(陽氣)가 항성하여 기능활동이 지나치게 항진되면 인체의 대사가 항진하고 기(氣) · 혈(血) · 진액(津液) · 정(精) 등이 대량으로 소모되므로, 이 때 양기(陽氣)는 그 정상적인 생리작용을 상실하고 병변을 형성한다.

2) 사기(邪氣)가 울결하면 화(火)로 전화한다

외감육음(外感六淫)인 풍한조습(風寒燥濕) 등의 사기(邪氣)가 리(裏)로 들어와 울결되고, 양기(陽氣)를 따라 열(熱)이나 화(火)로 변하는 것으로서, 예를 들면 한사(寒邪)가 울결되어 열(熱)로 변하는 것, 습사(濕邪)가 울결되어 화(火)로 변하는 것 등이다. 또한 체내의 병리적 대사산물(습담 · 어혈 등)과 식적(食積) · 충적(蟲積) 등이 울결되어 화(火)로 변한 것이다. 이것은 기가 울결(鬱結)하면 열(熱)이 발생하여 화(火)로 변하고, 이로 인해 실열(實熱)이 내부에 울결되는 것을 말한다.

3) 오지(五志)가 과도하면 화(火)로 전화한다.

"오지지화(五志之火)"라고도 하며, 대개 정신·정지(情志)의 자극이 인체의 음양·기혈과 장부의 생리적 평형에 영향을 미쳐 기기(氣機)가 울결되고, 이것이 오랫동안 지속되어 열로 전화함으로 인해 화열(火熱)이 내부에서 발생한 것을 가리킨다. 예를 들어 임상에서 흔히 나타나는 정지(情志)가 울결되어 기기(氣機)가 원활하게 소통되지 않는 것, 간(肝)의 소설기능이 실조되는 것 등은 항상 간기(肝氣)의 울결을 초래하고, 기(氣)가 울결되면 화(火)로 전화하여 "간화(肝火)"병증을 야기한다.

4) 음허화왕(陰虛火旺)

음허화왕(陰虛火旺)은 허화(虛火)에 속한다. 대개 정혈(精血)이 부족하고 음액이 크게 손상되어 양기(陽氣)가 항성하고, 이로 인해 허열(虛熱)이 발생하고 허화(虛火)가 내생하는 것을 가리킨다. 일반적으로 음허내열(陰虛內熱)은 전신성의 허성 기능항진으로 인한 허열(虛熱) 증후에서 많이 보이나 음허화왕(陰虛火旺)은 그 화열(火熱) 증후가 종종 인체의 어떤 부위에 집중적으로 나타난다. 예를 들어 음허화왕(陰虛火旺)으로 인한 인통(咽痛)·치통(齒痛)·골증(骨蒸)·권홍(顴紅) 등의 증상은 허화(虛火)가 상염(上炎)하기 때문이다.

내부에 화열(火熱)이 발생하는 것은 허·실 두 가지 측면으로 나눌 수 있다.

허화(虛火)는 대개 음혈(陰血)이 부족해 양(陽)을 끌어내리지 못함으로 화(火)가 상염한 데서 비롯된다. 병세가 일반적으로 비교적 완만하고 병정이 비교적 길며, 증상으로는 오심번열(五心煩熱), 오후에 광대뼈 부위가 붉어지고, 잠을 이루지 못하며, 도한(盜汗)이 나고, 입과 목구멍이 건조하며, 현기증이 나고, 귀에서 소리가 나며, 설질(舌質)이 붉고 설태(舌苔)가 적으며, 맥이 가늘고 빠르다.

실화(實火)는 대개 양기(陽氣)가 남아돌거나 사기(邪氣)가 울결되어 화(火)로 변하는 것 등에서 비롯된다. 병세가 급격하고 병정(病程) 역시 비교적 짧다. 증상으로는 고열이 나면서 얼굴이 붉어지고 갈증으로 인해 찬 것을 마시려 하며 소변이 황적색을 띠고 대변이 건조하며, 구설(口舌)이 짓물러 창(瘡)이 발생하거나 설질(舌質)이 붉고 눈이 충혈되며,

심하면 정신이 혼미하고 미친 듯이 날뛰며 설태(舌苔)가 누렇고 건조하며 홍삭맥(洪數脈)이 나타난다.

실화(實火)와 허화(虛火)는 그 발생 기전은 다르나 상호전화과정에서 서로 영향을 미친다. 즉, 실화는 음(陰)과 진액(津液)을 소모하여 음허화왕(陰虛火旺)을 야기하고 허화 또는 허실협잡증(虛實夾雜證)을 초래한다.

제2장
병기(病機)각론

제1절 장부병기(臟腑病機)

장부병기(臟腑病機)란 장부의 기능과 형질에 발생한 비정상적인 변화 기전을 가리킨다. 어떠한 질병, 외감(外感) 혹은 내상(內傷)을 막론하고 모두 장부의 생리기능 실조 및 그 음양·기혈의 문란을 내재적인 토대로 삼는다.

장부병기(臟腑病機)는 매우 중요하며, 변증논치(辨證論治)의 중요한 이론적 근거이다. 장부병기 가운데 가장 중요한 내용은 장부의 **기혈음양실조(氣血陰陽失調)**이다. **기혈(氣血)**은 부단히 교류하여 서로 분리되지 않으며 장부 생리기능의 물질적인 기초를 이룬다. **음양(陰陽)**은 장부 기능활동의 두 가지 측면을 말하는데 온후(溫煦)·추동(推動)·흥분·상승·발산 등의 기능은 장부의 양(陽)적인 면에 속하고 유양(濡養)·자양(滋養)·억제·하강·내수(內收) 등의 기능은 장부의 음(陰)적인 면에 속한다. 각 장부의 기혈은 모두 수곡정미(水穀精微)에서 생산되므로 장부 기혈의 부족은 비위(脾胃)와 밀접하게 연관되어진다. 각 장부의 음양(陰陽)은 모두 신음(腎陰)과 신양(腎陽)을 근본으로 하고 있기 때문에 장부음양(臟腑陰陽)의 실조가 오래가면 반드시 신(腎)에 영향을 미치게 된다.

각 장부의 기혈음양실조(氣血陰陽失調)는 각 장부의 생리특징에 따라 달리 나타난다. 혈(血)의 경우를 예로 들면, 심(心)이 전신의 혈을 주관하고 간(肝)은 혈을 저장하므로 혈허(血虛)의 경우에는 이 두 장(臟)의 증상이 현저하게 드러나게 되며, 임상에서 이를 "심혈허(心血虛)", "간혈허(肝血虛)"라고 한다. 다른 장부의 증상은 거의 나타나지 않으므로 "신혈허(腎血虛)", "폐혈허(肺血虛)"나 "비혈허(脾血虛)"라고 말하지 않는 것이다. 실제로 혈허(血虛)하면 폐(肺), 비(脾), 신(腎)도 영향을 받지만, 간(肝)과 심(心) 두 장이 가장 두드러지게 영향을 받는다. 따라서 장부병기를 학습하기 위해서 먼저 각 장부의 생리적인 특징을 이해해야만 한다.

장부병기(臟腑病機)는 일반적으로 두 가지로 설명할 수 있다.

첫째, 각 장부의 생리기능을 토대로 생리기능이 지나치거나 부족하여 야기된 각종 병리변화 및 관련증상을 해석한 것이다.

둘째, 장부의 음양·기혈을 토대로 하여 음양기혈의 실조로 인해 야기된 일련의 병리변화 및 관련증상을 해석한 것이다.

전자(前者)는 장상학에서 이미 배웠거나 앞으로 배울 내용이므로 재차 거론하지 않았고, 여기서는 후자(後者)의 내용을 설명할 것이다.

▶ 장부병기(臟腑病機) 관련한 문헌고찰

장부병기라는 말은 『내경(內經)』에서 처음 나왔다.

『소문(素問)·지진요대론(至眞要大論)』

"풍으로 인한 사지(四肢)의 떨림과 현훈(眩暈) 증상은 간(肝)에 속하고, 한(寒)으로 인한 근맥의 뒤틀림과 관절의 굴신(屈伸)이 원활하지 못한 증상은 신(腎)에 속하고, 기기(氣機)의 울결로 인해 호흡이 가쁘거나 가슴이 답답한 등의 증상은 폐(肺)에 속하고, 습(濕)으로 인한 부종·완복창만(脘腹脹滿) 증상은 비(脾)에 속하고, 여러 가지 동통·소양(瘙痒) 및 창양(瘡瘍)은 심(心)에 속한다."[46]고 하여 다른 병증의 귀속을 제시하였다.

『소문·장기법시론(臟氣法時論)』

"간(肝)이 병들면 양 옆구리 아래에 통증이 오고 하복부가 땅기며 화를 잘 낸다. 만약 간기(肝氣)가 허하면 눈이 아물거려 사물이 뚜렷하게 보이지 않고 청력이 감퇴하며 마치 누가 잡으러 오는 것처럼 두려워한다. 간기(肝氣)가 상역하면 두통·이롱(耳聾)·뺨이 붓는 증상이 나타난다……. 심(心)이 병들면 흉중에 통증이 있고 옆구리가 창만(脹滿)하며 협하(脇下)에 동통이 오고 가슴·등·어깨 사이와 양쪽 팔 안쪽에 통증이 온다. 심기(心氣)가 허하면 흉복부가 창대(脹大)해지고 협하(脇下)와 요부(腰部)가 땅기면서 아프다…. 비(脾)가 병들면 몸이 무겁고 배가 잘 고프며 근육이 연약·무력해지며 양다리를

46) 諸風掉眩, 皆屬於肝; 諸寒收引, 皆屬於腎; 諸氣膹鬱, 皆屬於肺; 諸濕腫滿, 皆屬於脾; 諸痛痒瘡, 皆屬於心.

잘 쓰지 못하고 근맥이 땅기며 발 아래에 동통이 발생한다. 비기(脾氣)가 허하면 복부가 그득해지고 장(腸)에서 소리가 나며 소화되지 않은 음식물을 설사하고 먹은 것이 소화되지 않는다……. 폐(肺)가 병들면 기가 상역하여 해수(咳嗽)·천식(喘息)이 발생하고, 어깨 뒤쪽이 아프고 땀이 나며 꼬리뼈·음부·정강이·무릎·넓적다리·장딴지·비장근 등의 부위에 통증이 발생한다. 폐기(肺氣)가 허하면 숨이 차고 호흡이 이어지지 않으며 이롱(耳聾)·인후건조 증상이 발생한다 ……. 신(腎)이 병들면 복부가 창만(脹滿)해지고 정강이가 부어오르며 숨이 가쁘고 기침이 나며 몸이 무겁고 잠을 잘 때 식은땀이 나며 바람을 싫어한다. 신기(腎氣)가 허하면 흉중(胸中)이 아프고 윗배와 아랫배가 모두 아프며 사지말단이 차가워지고 마음이 유쾌하지 않다…….”[47] 하여 여러 가지 병증의 장기허실(臟氣虛實)을 제시하였다.

장중경(張仲景)의 『금궤요략(金匱要略)』

“간(肝)병이 발생하면 간(肝)에서 비(脾)로 전변되므로 마땅히 먼저 비(脾)를 실하게 해야 한다.”[48]고 하여 『내경(內經)』 속의 관련 병기(病機)를 구체적으로 임상에 응용하였다.

1. 오장병기(五臟病機)

1) 심(心)의 병기(病機)

심(心)은 오장육부의 주인이며 전신을 주관하므로 심(心)이 병들면 전신에 영향을 미친다. 또한 정신과 감정, 그리고 전신의 기(氣)에 영향을 미치므로 심(心)은 “군주지관(君

47) 肝病者, 兩脇下痛引小腹, 令人善怒; 虛則目䀮䀮無所見, 耳無所聞, 善恐如人將捕之.……氣逆則頭痛·耳聾不聰·頰腫……. 心病者, 胸中痛, 脇支滿, 脇下痛, 膺背肩甲間痛, 兩臂內痛. 虛則胸腹大, 脇下與腰相引而痛.…… 脾病者, 身重·善飢·肉痿, 足不收, 行善瘈, 脚下痛. 虛則腹滿腸鳴, 飧泄食不化.…… 肺病者, 喘咳逆氣, 肩背痛, 汗出, 尻陰股膝髀腨胻足皆痛. 虛則少氣不能報息, 耳聾嗌乾.…… 腎病者, 腹大脛腫, 喘咳身重, 寢汗出憎風. 虛則胸中痛, 大腹·少腹痛, 淸厥意不樂.

48) 見肝之病, 知肝傳脾, 當先實脾.

主之官)"이라고 부른다.

심(心)의 주요 생리기능으로 첫째는 주혈맥(主血脈)하여 혈액을 맥내(脈內)에서 추동함으로써 전신을 순환하게 한다. 둘째는 주신지(主神志)하여 인간의 정신 · 의식 · 사유활동을 주관한다.

심(心)의 생리기능이 실조(失調)되면 혈액의 운행을 추동하는 기능이 실조되고 정신 · 의식 · 사유활동의 장애를 받게 된다. 이는 심음(心陰) · 심양(心陽)과 심기(心氣) · 심혈(心血)이 협조 작용한 결과이다.

심양(心陽) · 심기(心氣)는 혈맥을 주관하는 생리기능에 있어서 혈액운동을 온후(溫煦) · 추동(推動)하는 작용이 있으며, 신지(神志)를 주관하는 생리기능에 있어서 정신의식과 사유활동을 흥분시키는 작용이 있다.

심음(心陰) · 심혈(心血)은 혈맥을 주관하는 생리기능에 있어서 혈맥을 충실히 하고 심장과 심기(心氣) · 심양(心陽)을 자양(滋養)하며 또한 항진(亢進)을 방지하는 등의 작용이 있으며, 신지(神志)를 주관하는 생리기능에 있어서 심신(心神)을 저장함으로써 심신이 내부를 지키고 안정되게 하며 심신의 요동을 방지하는 작용을 한다. 따라서 심(心)에 어떠한 병변이 발생하거나, 심(心)이 주관하는 혈맥과 정신작용 기능이 실조된 병리표현은 실질적으로 심(心)의 음양(陰陽) 혹은 기혈(氣血) 실조와 관련된다. 따라서 심(心)의 음양(陰陽) · 기혈(氣血) 실조는 심장 병리변화의 중요한 기초요인이다.

(1) 심양(心陽) · 심기(心氣)의 실조

가) 심(心)의 양기(陽氣)가 지나치게 성한 경우

심화(心火)가 항성함으로 인해 발생한 것으로 일반적으로 실화(實火)와 허화(虛火)로 나눌 수 있다.

실화(實火) 열사(熱邪)가 내부에 쌓이고, 담화(痰火)가 내부에 울결하거나, 정지(情志)가 손상되거나 과도한 오지(五志)가 화(火)로 변함으로 인해 발생하는 것.

허화(虛火) 노심초사로 심음 · 심혈이 손상되거나, 전신의 음혈이 부족함으로 인해 심(心)의 양기(陽氣)가 상대적으로 항성한 것.

허화(虛火)와 실화(實火)는 항상 상호 전화된다. 즉 실화(實火)가 음혈(陰血)을 손상시키면 음허화왕(陰虛火旺)이 발생하고, 허화(虛火) 역시 담열(痰熱)이나 열사(熱邪)를 수반할 수 있다. 허화(虛火)와 실화(實火)는 발생원인과 병리표현이 다르나, 심(心)이 주관하는 혈맥과 신지(神志) 등의 생리기능에 대해 미치는 영향은 비슷하다.

심(心)의 양기(陽氣)가 지나치게 성한 경우 혈맥(血脈)과 신지(神志)에 미치는 영향은 다음과 같다.

심신조요(心神躁擾)

양기(陽氣)는 상승·발산을 주관하므로 심(心)의 양기(陽氣)가 항성하면 신명(神明)을 뒤흔들어 불안하고, 이로 인해 번조불안(煩躁不安)·정지(情志)의 과도한 흥분을 야기하여 억제하기 어려우므로 심계(心悸)·심번(心煩)·불면(不眠)·다몽(多夢)·언어과다, 심하면 헛소리를 하는 등의 신지(神志)가 실조된 병리현상이 나타난다.

혈(血)에 열(熱)이 있으면 혈류를 빠르게 한다

양기(陽氣)가 성하면 열이 발생하고, 기(氣)가 남아돌면 화(火)가 발생한다. 심(心)의 양기(陽氣)가 항성하면 혈이 열을 받아 맥류(脈流)가 빨라지고 이로 인해 혈액운행이 가속화된다. 이는 양기(陽氣)가 남아돌거나 항성하여 화(火)로 변하고 이로 인해 심(心)이 주관하는 혈맥의 생리기능을 요동한 병기(病機)로 그 증상은 가슴이 두근거리고 맥이 빠르며 설질(舌質)이 진홍색을 띠면서 혓바늘이 돋거나 혀끝이 갈라지고 아픈 등의 병리현상이 나타나고, 심하면 각종 출혈 증상이 나타난다.

심화상염(心火上炎) 혹은 전이(轉移)

심(心)은 혀로 규(竅)를 열고, 수소음경의 별락(別絡)은 혀의 밑부분에 연계되어 있다. 화(火)는 위로 치솟는 성질이 있으므로 심화(心火)가 경맥을 따라 치솟으면 구설(口舌)이 짓무르고 혀끝이 갈라지고 아프며 입과 코가 건조해지는 등의 증상이 나타난다.

심(心)은 소장(小腸)과 상호 표리가 되므로 심화(心火)는 소장(小腸)으로 전이한다. 심화(心火)가 왕성하면 화(火)가 경맥을 따라 소장(小腸)으로 옮겨가 하초(下焦)를 거쳐 방광으로 나오게 된다. 그러므로 심화(心火)가 아래로 옮겨가면 요도의 작열 동통이 나타나고 소변이 황적색을 띠거나 혈뇨(血尿)가 나타나게 된다.

심화병변(心火病變)의 전귀(轉歸)에는 대체로 다음과 같은 네 가지가 있다. 심의 열이 소장(小腸)으로 이동하여 장과 부가 함께 병이 발생하는 것과 자병(子病)이 어미에게 파급되어 간화(肝火)를 동요시켜 심간(心肝)에 화가 왕성해지는 것, 심화(心火)가 폐를 손상하여 심폐(心肺)의 음이 허해지는 것, 심화(心火)가 신(腎)으로 내려가지 못하고 신음(腎陰)이 심으로 올라가지 못하여 심신불교(心腎不交)가 형성되는 것 등이다.

나) 심(心)의 양기(陽氣)가 지나치게 쇠약한 것

심기허(心氣虛)와 심양허(心陽虛)로 나뉘어지며 심양허(心陽虛)는 심기허(心氣虛)가 더욱 심해진 것이다. 심기허는 심장 및 전신 기능상태가 쇠약해진 것이고, 심양허는 심기허에 양허증(陽虛證)이 겹친 것이다. 오랜 병으로 인한 손상, 선천적 허약, 고령으로 인해 장기(臟器) 쇠약에 의해 발생하는데 흔히 볼 수 있는 것으로는 다음과 같다. 종기(宗氣)가 부족함으로 인해 심맥(心脈)을 따라 기혈을 운행하는 기능이 감퇴하거나, 양(陽)의 근본인 신양(腎陽)이 허약해짐으로 인해 수기(水氣)가 심(心)을 범하여 심양(心陽)이 울결되거나, 비기(脾氣)가 허약하여 정상적인 운화가 실조되고 이로 인해 담탁(痰濁)이 내생하여 심맥에 울결되어 막히거나, 혈어(血瘀)·기체(氣滯)로 인해 심양(心陽)이 부진하고 심맥(心脈)이 조체(阻滯)되는 것 등은 모두 심(心)에 영향을 미쳐 심장(心臟)의 양기편쇠(陽氣偏衰)를 초래한다. 이 밖에도 심장의 양기(陽氣)가 쇠약해지는 것은 급성병의 위중한 단계에서도 나타나는데, 이것은 대부분 사기(邪氣)가 지극히 성하고 정기(正氣)가 사기(邪氣)를 대항하지 못함으로 인해 양기(陽氣)가 갑자기 빠져나가기 때문이다.

심기허(心氣虛)

심기가 쇠약하면 심장이 빈 것 같고 가슴이 두근거리며 심하면 무서운 느낌이 든다. 심은 가슴속에 자리잡고 있으므로 심기가 부족하면 가슴 속의 종기(宗氣)가 순행하지 못해 가슴이 답답하고 숨이 차다. 지나치게 피로하면 기를 소모하므로 움직일수록 심기도 더 허약해지기 때문에 증상도 더 심해진다. 기허로 체표가 치밀하지 못하면 저절로 땀이 난다. 심기가 부족하고 혈액 운행이 무력하면 위쪽을 영양하지 못해 얼굴이 담백색이나 희멀겋게 되고 혀가 연하고 설태가 희게 된다. 혈행을 추동하는 힘이 모자라 맥은 허하고 힘이 없게 된다.

심양허(心陽虛)

병증이 발전하면 기허로부터 심양을 손상시키고 신체를 온화(溫化)하지 못하므로 추워하고 팔다리가 찬 증상이 겹친다. 양이 허할 때는 한이 성해지므로 한이 경맥에 응결되고 기의 순행이 어체되어 심맥이 막히기 때문에 심장 앞쪽이 갑자기 아파진다. 혀가 연하고 설태가 희고 두꺼운 것은 양이 허하고 한이 성한 증상이다. 이 때에 혈액을 추동하는 힘이 모자라므로 혈이 혈맥을 충만시키지 못하기 때문에 미세한 맥이 나타난다.

심(心)이 주관하는 신지(神志)와 혈맥의 생리기능에 심기허(心氣虛)와 심양허(心陽虛)가 미치는 영향은 다음과 같다.

심신부족(心神不足)

주로 신지(神志)를 주관하는 생리기능을 가리키는 것으로, 양기(陽氣)의 추동(推動)과 상승(上昇)이 상실되고 이로 인해 정신의식과 사유활동이 감퇴하거나, 쉽게 억제되어 잘 흥분하지 않는 것이다. 따라서 정신이 피곤하고 쇠약하며 사고력이 부족하고 반응이 느리며 혼미하여 잠을 많이 자고 말하기 싫어하고 음성이 낮은 등의 증상이 나타난다.

혈맥한체(血脈寒滯)

혈은 온기(溫氣)를 만나면 운행하고 한기(寒氣)를 만나면 응체(凝滯)된다. 심(心)의 양기(陽氣)가 부족하고 상초(上焦)의 양기(陽氣)가 부진하여 혈액운행을 촉진하는 힘이 부족해지면 혈액운행이 느려지거나 응체되어 원활하지 않으므로 혈어(血瘀)를 형성하며, 더 나아가 심맥을 가로막아 심혈어조(心血瘀阻)를 야기한다. 심양(心陽)이 허하면 온후(溫煦)가 부족하고 이로 인해 허한(虛寒)이 중초(中焦)에서 발생한다. 임상에서는 온몸이 차고 안색이 하얗거나 어두우면서 청자색을 띠며 명치부분이 답답하고 찌르는 듯한 통증이 오며 저절로 땀이 나고, 심하면 구슬땀이 나면서 양기(陽氣)가 망탈(亡脫)하고 맥이 삽(澁)하고 무력하거나 느리고, 혹은 빠르며 혹은 결대(結代)한 등의 증상이 나타난다.

심기허쇠(心氣虛衰)

심(心)의 양기허쇠(陽氣虛衰)는 또한 항상 폐(肺) · 신(腎)의 병변과 상호영향을 미친다. 예를 들면 심(心)의 양기(陽氣)가 허하면 폐기(肺氣)부족을 초래하고, 심양(心陽)이 부족하여도 역시 폐(肺)에 영향을 미쳐 호흡을 실조시키므로 심(心)의 양기(陽氣)가 부족한 병변 역시 항상 기(氣)가 상역하여 기침이 나고, 심하면 정좌(正坐)해서는 호흡할 수 있으나 호흡곤란으로 인해 눕지 못하는 등의 증상이 나타난다. 이는 종기(宗氣)부족으로 인해 호흡을 주관하는 기능이 감퇴하거나 실조되어 발생한 것이다.

신양(腎陽)은 심양(心陽)의 근본이므로 임상에서는 심(心)·신(腎) 양허(陽虛)가 항상 서로 영향을 미쳐 함께 나타난다.

(2) 심음(心陰)·심혈(心血)의 실조

가) 심음허(心陰虛)

심음허(心陰虛)는 바로 심음(心陰)이 부족한 것이다. 오랜 병으로 심음(心陰)이 손상되었거나, 마음을 과도하게 쓰거나, 혹은 정지(情志)의 내상(內傷)으로 심음(心陰)이 암암리에 소모되었거나, 심화(心火)·간화(肝火)가 왕성하여 심음(心陰)을 손상시켜 발생한다. 심음(心陰)이 허하면 음이 양을 제약하지 못하므로 심양(心陽)이 항성한다. 즉 심음(心陰)이 허하여 심화(心火)가 왕성해진다. 음이 허함으로 양기(陽氣)를 수렴하지 못하고, 이로 인해 양기(陽氣)가 지나치게 위로 올라 심신을 요동하므로 신지(神志)가 불편하고 심계허번(心悸虛煩)으로 인해 잠을 이루지 못하는 등의 증상이 나타난다. 음이 허하면 내열이 발생하므로 임상에서 오심번열(五心煩熱)·도한(盜汗)·맥세삭(脈細數)·설질홍(舌質紅) 등의 증상이 나타난다.

나) 심혈허(心血虛)

심혈허(心血虛)는 바로 심혈(心血)이 부족한 것이다. 심혈허(心血虛)의 원인 중 실혈(失血), 혹은 혈액의 생산부족 등은 전신성 혈허(血虛)의 일부분이다. 단 마음을 과도하게 쓰거나 정지내상(情志內傷) 등의 원인은 심혈을 암암리에 소모시켜 단순성 심혈허(心血虛)를 야기한다. 전신성 혈허는 혈맥이 충만함을 잃고 공허해짐으로 인해 심(心)이 주관할 바를 잃은 것이다. 단순한 심혈부족은 혈이 심(心)을 영양하지 못한 것이다. 양자의 정황은 비록 다르나, 모두 심(心)이 주관하는 혈맥과 신지(神志)의 생리기능에 영향을 미친다. 혈이 허하여 심의 신(神)을 영양하지 못하면 심신(心神)이 안정되지 못하므로 잠이 오지 않고 꿈이 많은 증상이 나타난다. 또한 심(心)이 주관하는 바가 없어지며, 이로 인해 마음을 한결같이 집중하지 못하고, 심하면 신(神)을 지키지 못하고 정신이 몽롱해지는 증상이 나타난다. 또한 심이 영양을 받지 못하므로 심장의 박동이 안정되지 않고, 가슴이 두근거리고, 무서워하는 증상이 생긴다. 혈이 허하여 상부의 얼굴부분을 영양하지 못하면 안색이 창백하고 광택이 없으며 설질(舌質)이 담(淡)색을 띠고 윤기가 없는 증상이 나타난다. 또한 뇌수(腦髓)를 영양하지 못하므로 현훈(眩暈)과 건망이 나타난다.

다) 심혈어조(心血瘀阻)

심혈어조(心血瘀阻)는 심맥비조(心脈痺阻)라고도 하며, 혈액운행이 정체되어 원활하지 않고 심맥이 막히는 병변을 말한다. 대부분 심양(心陽)・심기(心氣)의 허쇠(虛衰)로 인해 혈맥이 한사(寒邪)에 의해 정체되어 발생하거나, 담탁(痰濁)이 응결하여 혈맥을 막음으로 인해 혈액운행이 순조롭지 않아 발생한다. 심혈어조(心血瘀阻)는 항상 피로한데다가 한사(寒邪)를 감수하거나, 정지자극으로 인해 유발되거나 가중된다.

양기(陽氣)가 부족하여 심을 온화(溫化)하지 못하므로 가슴이 두근거리는 증상이 나타나며, 양기가 부족하여 혈액순환이 무력해지므로 어혈(瘀血)이 정체되고 담이 몰리고 음한이 응결되며 기의 순행이 장애되어 심맥이 막히고 동통이 생긴다.

수소음심경(手少陰心經)은 폐로부터 시작하여 겨드랑이와 팔의 안쪽을 순행한다. 심맥(心脈)이 막힐 때는 기혈의 운행이 순조롭지 못하므로 동통은 경맥(經脈)의 순행 경로에 나타난다.

어혈(瘀血)이 심맥에 막히면 동통이 찌르는 것 같고 혀가 암자색이고 자반(紫斑)과 어점(瘀點)이 생긴다. 담(痰)이 심맥에 막히면 동통이 답답하게 나타나고 담이 많고 몸이 무겁고 피로하며 설태가 희고 두텁다. 음한(陰寒)이 심맥에 응결되면 동통은 매우 심하며 갑자기 발작하며 더운 것을 만나면 덜해지며, 추워하고 팔다리가 차고 혀가 연하고 설태가 희다. 기(氣)가 심맥에 어체되면 붓는 듯한 창통(脹痛)이 나타나고 정서 상태에 따라 증상에 기복이 생기며 혈 운행이 순조롭지 못해 혀가 담홍색이고 심하면 암홍색을 띈다.

(3) 심병에서 흔히 나타나는 증상 및 발생 기전

심계정충(心悸怔忡)

심장이 두근거리고 공포감이 드는 것을 스스로 분명하게 느끼는 것이다. 대개 심음(心陰)과 심혈(心血)이 손상됨으로 인해 혈이 심(心)을 영양하지 못하고 심(心)이 주관하는 바가 없어져 심장이 뛰고 불안해하며, 또는 심양(心陽)·심기(心氣)가 손상됨으로 혈액의 운행이 무력해지거나 담(痰)이나 어혈(瘀血)이 심맥을 막아 기혈운행이 원활하지 못해 심장 박동에 문제가 생겼을 때 나타나는 증상이다.

심번(心煩)

대개 심화(心火)가 지극히 성하여 심신(心神)을 요동시키거나, 심음(心陰)이 부족함으로 인해 허화(虛火)가 심(心)을 요동시켜 신지(神志)가 안정되지 않기 때문에 나타나는 증상이다. 심중(心中)이 번조하여 편안하지 않고 가슴이 답답한 것을 자각하는 증상이다.

불면(不眠)·다몽(多夢)

잠을 자지 못하거나 잠이 든 후에 꿈을 많이 꾸는 증상이다. 대개 심양(心陽)이 지나치게 항성하여 양(陽)이 음분(陰分)으로 들어가지 못하고 심신(心神)을 지키지 못한 까닭에 나타나는 증상이다. 단 허실의 차이가 있는데 실(實)은 열사(熱邪)·담화(痰火)가 심신(心神)을 요동하여 신(神)이 저장되지 못하는 것이고, 허(虛)는 심음(心陰)·심혈(心血)이 부족하여 음이 양을 수렴하지 못함으로 인해 혈이 심(心)을 영양하지 못하고 심신(心神)이 떠오르기 때문이다.

건망(健忘)

기억력이 감퇴하는 것으로, 주로 심(心)의 기혈이 허하거나 폐기(肺氣)가 부족하거나 신정(腎精)이 충실하지 못함으로 인해 수해(髓海)가 영양을 받지 못하므로 정신이 쇠약해진 까닭에 나타나는 증상이다.

희소불휴(喜笑不休)·발광(發狂)

희소불휴(喜笑不休)는 기뻐서 웃는 것을 자제하지 못하는 병증이다. 다희(多喜)라고도 하며, 약칭은 희(喜)이다. 심화(心火)가 항성하므로 인해 담화(痰火)가 상부를 요동시키거나 열사(熱邪)가 심포(心包)로 내함(內陷)하여 의식이 혼란해진 것이다.

혼미(昏迷)

정신이 맑지 않고 심하면 인사불성이 나타나는 증상이다. 주로 사기(邪氣)가 성하고 정기(正氣)가 쇠약함으로 인해 양기(陽氣)가 갑자기 빠져나가 심신(心神)이 흩어지거나, 열사(熱邪)가 심(心)에 들어가거나, 담탁(痰濁)이 심포(心包)를 가리는 등의 원인으로 발생한다. 기화(氣化)가 상역하여 기(氣)가 역란하는 기궐(氣厥) 역시 심신(心神)을 잠시 막아 혼미 증상이 발생한다.

심전구별민동통(心前區憋悶疼痛)

대부분 심양(心陽)이 부진함으로 인해 담탁·어혈이 심맥을 막아 기혈운행이 원활하지 않거나, 소통되지 않아 발생한다. "진심통(眞心痛)[49]"의 범주에 속한다. 심경(心經)이 심중(心中)에서 시작하여 흉중심포(胸中心包)로 나와 횡격막을 통과하여 소장에 이어지고 그 지락(支絡)은 심계에서 폐로 직상한 후 다시 하향하여 흉협(胸脇)에서 액하(腋下)로 해 소지에 이르니 그 노선상에 흉통(胸痛)·심통(心痛)·협통(脇痛)이 온다.

얼굴·조갑(爪甲)부위 암자색

대개로 심양(心陽)이 허약함으로 인해 한사(寒邪)가 혈맥에 정체하여 혈액운행을 가로막기 때문이다.

얼굴색이 창백하고 윤기가 없다

주로 심기(心氣)·심혈(心血)의 부족으로 얼굴 부위를 영양하지 못하므로 안색이 창백하고 광택이 없다.

---

49) 진심통(眞心痛) : 심통(心痛)이 아주 심한 것을 가리킨다. 『靈樞·厥病』에서 "진심통이 발생하여 수족이 차고 관절부위까지 파급되며 심통이 극심한 경우는 아침에 발작하면 저녁 무렵에 죽고, 저녁 무렵에 발작하면 다음날 아침에 죽는다"고 하였다.

심(心)의 주혈맥(主血脈) 기능실조로 나타나는 맥상(脈象)

세약무력맥(細弱無力脈) 심기(心氣)가 허쇠하면 추동작용이 무력해지므로 맥이 가늘고 약하며 무력하다.

결대맥(結代脈) 심기(心氣)가 오는 것이 고르지 못하면 혈맥의 순행 리듬이 실조되므로 결대맥(結代脈)이 나타난다.

세삭맥(細數脈) 심음(心陰)·심혈(心血)이 허쇠하면 음이 양을 제약하지 못해 심양(心陽)이 지나치게 항성하고 혈액운행이 빨라지므로 가늘고 빠른 맥상이 나타난다.

산대삭맥(散大數脈) 심(心)의 양기(陽氣)가 허약하면 혈액운행이 완만하고 무력해지므로 느리고 무력한 맥상이 나타난다. 만약 양기(陽氣)가 허약하여 외부로 떠오르면 산대하고 빠른 맥이 나타난다.

허대무력맥(虛大無力脈) 심혈(心血)이 허약하여 맥도(脈道)가 충만하지 못하고 공허해지면 허대무력 혹은 부맥(浮脈)이 나타난다.

삽지맥(澁遲脈) 어혈(瘀血)이 맥도(脈道)를 막아 맥도(脈道)가 통하지 않고 이로 인해 혈액운행이 원활하지 않거나, 심양(心陽)이 허약하여 음한(陰寒)이 내부에 쌓이면 한사(寒邪)가 심맥에 정체하여 혈액운행에 장애가 발생하므로 삽지(澁遲)한 맥이 나타난다.

2) 폐(肺)의 병기(病機)

폐(肺)는 체내외 기(氣)가 교환되는 곳이다. 그 주요 기능은 기(氣)·호흡·선발(宣發)·숙강(肅降)을 주관하고, 백맥(百脈)을 모아들여 심(心)의 혈액추동 작용을 돕고, 수도(水道)를 소통·조절함으로써 혈액의 수송과 분포 및 대사를 촉진한다. 또한 폐기(肺氣)는 체표에 위기(衛氣)를 선발함으로써 피부를 온후하며 피부표면을 보호하는 작용을 한다.

폐(肺)는 호흡과 피모(皮毛)를 주관하여 외부와 통하므로 쉽게 외사(外邪)를 감수(感受)한다. 그러므로 폐(肺)의 음양기혈이 실조되는 것은 반복적으로 사기(邪氣)를 감수하여 초래되는 선발(宣發)·숙강(肅降)기능의 장기간에 걸친 실조와도 관계가 깊다.

폐(肺)의 선발·숙강기능이 실조되면 기의 운동과 생성에 영향을 미치고, 위기(衛氣)의 선발에 영향을 미쳐 위표(衛表)를 약화시키며, 수도(水道)의 소통·조절에 영향을 미쳐 수액대사 장애를 초래한다. 또한 동시에 심(心)이 주관하는 혈맥의 생리기능에 영향을 미쳐 혈액의 운행실조를 일으킨다.

폐(肺)는 기(氣)를 주관하는 장(臟)이므로 폐양(肺陽)에 대해서는 대부분 폐기(肺氣)의 선발(宣發)기능 속에서 다루었으므로 폐기허(肺氣虛)를 위주로 논하고 폐(肺)의 양허(陽虛)에 대해서는 언급하지 않았다. 또한 폐(肺)는 모든 맥을 모아들이는 기능이 있으므로 폐혈(肺血)이 허한 경우는 매우 드물게 나타나며, 이로 인해 대부분 폐음(肺陰)부족은 언급해도 혈에 대해서는 언급하지 않는다. 즉 폐(肺)의 병기(病機)는 주로 폐기(肺氣)와 폐음(肺陰)의 실조로 나타난다.

(1) 폐기(肺氣)의 실조(失調)

가) 폐기(肺氣)의 선발(宣發)과 숙강(肅降)기능 실조

폐기(肺氣)의 선발(宣發)과 숙강(肅降)기능은 폐기(肺氣)의 승강(昇降)과 출입(出入)기능 활동의 두 가지 측면을 말한다. 선발(宣發)과 숙강(肅降)은 비록 구별되나, 상반되면서도 같은 점이 있으며, 서로 영향을 미친다. 폐기(肺氣)의 선발과 숙강기능 실조는 대개 외사(外邪)가 폐(肺)와 폐계(肺系)에 침입하거나, 담탁(痰濁)이 내부에서 폐락(肺絡)을 막거나, 간화(肝火)가 상역하여 폐(肺)를 범하거나, 폐기(肺氣)가 부족하거나, 폐음(肺陰)이 허하여 조열(燥熱)이 발생하여 나타난다.

폐실선발(肺失宣發)

폐실선발(肺失宣發)은 폐기(肺氣)의 승발(昇發)[상향적인 것]과 발산(發散)[외향적인 것]운동이 장애를 일으키거나, 그 작용이 감퇴되어 기도가 불리해지고 호흡이 원만하지 못하거나 심하면 폐기(肺氣)가 막혀 폐기상역(肺氣上逆)을 초래하며, 코가 막히고 재채기가 잦으며 목구멍이 간질거리면서 기침이 나고 가슴이 그득한 것을 가리킨다.

폐실숙강(肺失肅降)

폐(肺)의 숙강기능 실조는 폐기(肺氣)의 하강과 호흡기를 청결하게 하는 기능이 감소됨으로 인해 기(氣)가 상역하여 기침이 나고 숨이 차고 가슴이 답답하며 담(痰)이 많은 등의 증상이 발생하는 것을 가리킨다.

폐(肺)의 선발(宣發) 혹은 숙강(肅降)기능 실조는 모두 폐기(肺氣)의 상역(上逆)을 초래한다. 폐기가 상역(上逆)하면 해역(咳逆)·기천(氣喘) 등이 나타나고, 폐(肺)의 통조수도(通調水道) 기능에 영향을 미쳐 수액대사에 장애를 일으킴으로 인해 소변량이 적고·수종 등의 증상이 발생한다. 폐(肺)의 선발(宣發)·숙강(肅降)기능이 반복적으로 실조되면 반드시 기(氣)의 생성에 영향을 미쳐 폐기(肺氣)부족을 야기하고, 심지어는 전신의 기허(氣虛)를 초래한다.

나) 폐기허(肺氣虛)

폐기허는 폐기허손(肺氣虛損)을 말한다. 대부분 폐(肺)의 선발·숙강기능이 실조되거나 오래된 병 혹은 과도한 노동, 오랜 해수(咳嗽)로 폐(肺)가 손상되어 발생한다.

폐기(肺氣)가 소모되고 종기(宗氣)가 부족하면 호흡 기능이 감퇴되므로 기침이 나고 힘이 없으며 기가 모자라고 숨이 차며, 움직이면 기를 소모하므로 증상이 더 심해진다. 폐기가 부족하므로 폐가 수액을 수송하는 기능이 쇠약해져 수액이 폐에 멎고 기를 따라 올라오므로 맑고 묽은 가래가 생긴다. 후두(喉頭)는 발음기관으로 폐기(肺氣)의 보양을 받아야 하므로 폐기가 왕성하면 말소리가 씩씩하고 허약하면 두려워하듯 말소리가 기어든다. 기가 허하므로 얼굴이 담백색이고 피로해하며 정기(正氣)가 모자란다. 폐의 기가 허하면 위기(衛氣)가 체표를 지키지 못해 자한(自汗)이 나고 바람을 싫어하게 되며, 방어 기능이 떨어지므로 사기의 침입을 받아 감기에 걸리기 쉽다. 혀가 연하고 설태가 희다.

(2) 폐음허(肺陰虛)

폐(肺)의 진액부족과 음허화왕(陰虛火旺)을 포괄한다.

"폐(肺)의 진액부족"은 폐(肺) 및 그와 상응하는 비규(鼻竅)·피모(皮毛) 등의 조직기관을 영양하지 못하므로 일련의 건조 증상이 나타나는 것을 가리키고, "음허화왕(陰虛火旺)"은 폐음부족으로 인해 허열(虛熱)의 내생을 야기한 병리상태를 가리킨다. 폐음(肺陰)부족은 대부분 조열(燥熱)의 사기(邪氣)가 오랫동안 머물거나, 담화(痰火)가 내부에서 울결되거나 오지(五志)가 과도하여 화(火)로 변하는 등의 요인으로 인해 폐음(肺陰)이 손상되어 발생한다.

폐는 깨끗하고 습윤한 것을 좋아하는데 폐음(肺陰)이 부족하여 체내에 허열(虛熱)이 성해지면 폐(肺)는 열에 증발되어 폐기가 위로 오르므로 기침이 나고, 진액이 열의 작용으로 담이 되므로 가래는 적고 끈적끈적하다. 폐음이 허손(虛損)되어 위로 인후를 습윤시키지 못하므로 갈증이 나고, 밖으로 근육을 영양하지 못하므로 여윈다. 허열(虛熱)이 체내에 성해지면 오후에 조열(潮熱)이 생기고 오심번열(五心煩熱)이 나타나며, 영혈(營血)을 요란시키면 도한(盜汗)이 생기며, 허열(虛熱)이 위로 타오르면 광대뼈 주위가 붉게 된다. 폐의 혈맥이 열에 손상되면 혈이 맥 밖으로 넘치므로 가래에 피가 섞인다. 후두(喉頭)가 음과 진액의 자양을 받지 못하고 허열(虛熱)에 증발되면 목소리가 쉰다. 폐음이 허하여 오랫동안 회복되지 않으면 신(腎)에 영향을 미쳐 폐신음허(肺腎陰虛)를 초래한다.

(3) 폐병에서 흔히 발생하는 증상 및 발생기전

해수(咳嗽)

폐의 호흡기능 실조에서 가장 흔히 볼 수 있는 증상의 하나이다. 주로 폐기(肺氣)의 선발(宣發)이 실조되므로 인해 폐기(肺氣)가 수시로 상역하여 발생한다. 『의방유취(醫方類聚)』에 가래는 나오지 않고 기침소리만 나는 것을 해(咳), 기침소리는 나지 않으면서 가래만 나오는 것을 수(嗽), 기침소리와 가래가 다 있는 것을 해수(咳嗽)라고 하였다. 그러나 지금은 해(咳)와 수(嗽)를 구별하지 않고 해수(咳嗽)로 쓴다.

기단(氣短)

숨쉬는 것이 힘이 없으면서 얕게 쉬고 숨이 찬 것으로, 기가 충분히 이용되지 않아 잠시 일을 하면 더욱 심해지는 증상이다. 즉 가벼운 호흡곤란 증상으로 대부분 폐기(肺氣)가 손상됨으로 인해 호흡기능이 감퇴되어 발생한다.

효(哮)

주로 담(痰)이 기를 막음으로 인해 기기(氣機)의 승강출입이 실조되어 폐계의 기도가 울리고 호흡이 불창(不暢)하여 생긴다. 발작적으로 목안에서 가래 끓는 소리가 나고 목이 메는 감이 있으면서 숨이 차고 가슴이 답답하며 기침과 가래가 시원히 나오지 않는 병증을 통틀어 말한다.

천(喘)

천식(喘息)이라고도 하며, 호흡이 가쁜 증상이다. 가래 끓는 소리 없이 숨찬 것을 주증으로 하는 병증이다. 주로 폐(肺)와 신(腎)이 모두 허하여 신(腎)이 기(氣)를 수납하지 못하거나, 풍한(風寒) 등 외인(外因)과 담음(痰飮)으로 폐의 숙강(肅降)기능이 장애 되어 발생한다.

흉민동통(胸悶疼痛)

흉(胸)은 기(氣)의 바다이므로 폐기(肺氣)가 불리하면 흉부가 답답하고, 폐락(肺絡)이 사기(邪氣)에 의해 막히면 기(氣)가 통하지 않고 이로 인해 동통이 발생한다. 대개 풍(風)·한(寒)·조(燥)·열(熱)의 사기(邪氣)로 말미암아 담(痰)·어(瘀)·수음(水飮) 등이 폐기(肺氣)를 막아 기기(氣機)가 통하지 않거나, 폐락(肺絡)이 사기(邪氣)로 인해 기혈(氣血)이 원활하게 소통되지 않기 때문에 발생한다.

객담(喀痰)·객혈(喀血)

객담은 주로 폐(肺)의 선발·숙강기능이 실조되어 수액의 기화와 수송과 유포에 장애가 일어나고 이로 인해 수액이 모여서 담(痰)이 되거나, 비(脾)가 허함으로 인해 담습(痰濕)이 내부에 쌓여 상부로 넘치는 등의 요인으로 인해 발생한다. 객혈(喀血)은 대부분 담열(痰熱)이 화(火)로 변하거나, 간화(肝火)가 폐(肺)를 범하여 폐락(肺絡)을 손상시킨 때문이다.

뉵혈(衄血)

코에서 피가 나는 것으로, 비뉵(鼻衄)이라고도 한다. 주로 폐위(肺胃)에 열이 쌓이거나 간화(肝火)가 치솟아 폐규(肺竅)와 맥락(脈絡)을 손상함으로 인해 열이 혈을 핍박하여 망행(妄行)하기 때문에 발생한다.

자한(自汗)

조금만 움직여도 땀이 나오는 것을 자한(自汗)이라 한다. 폐기(肺氣)가 허약하면 위양(衛陽)이 견고하지 못하고 주리(腠理)가 열려 진액이 외부로 새어나오기 때문에 이 같은 증상이 나타난다.

3) 비(脾)의 병기(病機)

비(脾)의 주요 생리기능은 수곡(水穀)을 정미(精微)로 변화시키고, 수액을 운화하며, 진액을 수송분포하여 수습(水濕)이 쌓이지 않게 함으로써 담(痰)이 형성되는 것을 방지하는 것이다. 비(脾)의 운화기능은 주로 비(脾)의 양기(陽氣)와 관련되므로 "비기(脾氣)는 반드시 상승해야 튼튼하며, 승청(昇淸)과 통혈(統血)을 주관한다."고 하였다. 즉 비기(脾氣)는 수곡에서 나온 청기(淸氣)를 상승시키고 혈의 통섭(統攝)을 주관한다. 비(脾)의 음혈(陰血)에도 운화기능을 촉진하는 작용이 있는데, 비(脾)의 양기(陽氣)에는 못 미친다. 그러므로 비(脾)의 음양기혈 실조는 주로 비(脾)의 양기실조(陽氣失調)를 말한다.

(1) 비양(脾陽) · 비기(脾氣)의 실조

비(脾)의 양기(陽氣)가 실조되면 비양부족(脾陽不足) · 비기부족(脾氣不足)으로 발전하여 비의 운화기능이 실조된다. 그러므로 기혈을 생산하지 못하거나, 혹은 수습(水濕)과 담음(痰飮)이 내부에서 발생하며, 심하면 신양(腎陽)을 손상시켜 비신양허(脾腎陽虛)를 야기한다. 또는 비양(脾陽)의 부족으로 양기(陽氣)가 상승하지 못하면 중기하함(中氣下陷)을 일으키거나, 혈을 통섭(統攝)하지 못하여 출혈을 야기한다.

가) 비기허(脾氣虛)

비기허(脾氣虛)는 음식 · 과로 · 안일로 인해 비(脾)가 손상되거나, 혹은 선천적으로 체질이 허약하여 원기(元氣)가 부족하거나, 과도한 사려(思慮)로 인해 비기(脾氣)가 손상되거나, 오랜 병으로 기(氣)가 손상되는 등의 원인으로 인해 발생한다.

소화흡수기능 감퇴

운화의 직무를 다하지 못하므로 음식을 먹지 못하고 먹은 음식이 소화되지 않으며 음식 맛을 모르는 증상이 나타난다.

승청(昇淸)기능 실조

비기(脾氣)가 허하면 승청(昇淸)기능이 쇠약해지고 위(胃)의 강탁(降濁)기능에 영향을 미쳐 승청(昇淸)・강탁(降濁)기능이 실조된다. 청기(淸氣)가 상승하지 않으면 두목(頭目)이 영양을 받지 못하므로 머리가 어지럽고 눈이 아물거리는 증상이 나타나고, 청양한 기(氣)가 상승하지 못하면 탁기(濁氣)도 하강하지 못하므로 완복부가 창만하고 그득한 증상이 발생하며, 청기(淸氣)가 하부에 있으면 변이 묽고 설사가 나는 등의 증상이 나타난다.

기혈(氣血)생산부족

운화기능이 실조되어 수곡을 정미로 생산하는 기능이 쇠약해지고 기혈생화(氣血生化)의 원천이 없어지면 반드시 전신성 기혈부족을 초래한다.

비불통혈(脾不統血)

비기(脾氣)가 쇠약하면 혈액을 통섭(統攝)하여 경맥 속으로 운행시키는 기능이 감퇴하고, 이로 인해 혈이 경맥을 순행하지 않고 외부로 넘치면 출혈 증상이 발생한다.

중기하함(中氣下陷)

비기(脾氣)가 쇠약해져 비기(脾氣)의 상승작용이 실조되면 올려 받드는 힘이 모자라 아래로 함몰되는 증후이다. 비기허가 발전되었거나 또는 오랜 설사 또는 지나친 피로 등으로 인해 생긴다. 흔히 위하수(胃下垂)가 나타나는데, 위가 하수되므로 완복부가 내리쳐지는 감이 있고 그득하며 식사 뒤에 함몰이 심해진다. 중기(中氣)가 함몰되므로 대변 횟수가 잦아지고 항문이 무직하게 내려앉거나 설사가 오래 멎지 않고 계속되고 탈항(脫肛) 및 자궁하수(子宮下垂)가 나타난다. 비의 기가 허하여 수곡정미(水穀精微)가 수송되지 못하고 방광으로 내리 밀리면 소변이 뜨물처럼 혼탁해진다. 중기가 부족하면 온몸의 기능이 감퇴하므로 숨결이 밭고 팔다리가 나른하며 목소리가 낮고 말하기 싫어하는 증상이 나타난다.

나) 비양허(脾陽虛)

비양허(脾陽虛)는 비양허손(脾陽虛損)이라고도 한다. 비양허(脾陽虛)는 대부분 비기허손(脾氣虛損)에서 발전되거나 명문화(命門火)가 쇠퇴함으로 인해 비(脾)를 온후(溫煦)하지 못하거나, 한사(寒邪)를 감수하거나, 날 음식 또는 찬 음식을 섭취함으로 인해 비양(脾陽)이 손상되어 발생한다.

비양(脾陽)이 허하여 운화 기능이 실조되면 헛배가 불러오고 식사량이 적어지며, 양허(陽虛)로 음이 성해지고 체내에 한(寒)이 성하고 기(氣)의 순환이 응결되므로 배가 아프고 더운 것과 눌러주기를 좋아한다. 수(水)와 한(寒)이 체내에 성하며 수습(水濕)이 운화하지 못하고 장(腸)으로 밀리므로 대변은 비기허 때의 대변보다 더 묽게 되며 심하면 소화되지 않은 묽은 음식물을 설사하고 새벽 무렵(3시~5시)에 설사를 하는 등의 허한(虛寒)성 증상이 나타난다. 팔다리는 비와 위가 주관하므로 비양이 허하여 팔다리를 온화하지 못하므로 팔다리가 따듯하지 못하다. 비양이 허하고 체내에 수습(水濕)이 쌓이고 방광의 기화기능이 실조되므로 소변이 순조롭지 못하게 되며, 수습이 피부와 근육에 몰리므로 팔다리가 무직하고 심하면 온몸에 부종이 나타난다. 부녀자에게는 대맥(帶脈)이 고섭(固攝)하지 못하므로 수습이 아래로 흘러 백대(白帶)의 양이 많아지고 묽게 된다.

다) 수습중조(水濕中阻)

수습중조(水濕中阻)는 비(脾)의 양기(陽氣) 부족으로 인해 운화기능이 실조되어 수곡(水穀)을 정미(精微)로 생산하지 못하거나, 수액대사에 장애가 일어나고 이로 인해 수습(水濕)이 내부에 정체하여 발생한다.

비(脾)가 허하여 습(濕)이 정체하면 담음(痰飮)이 형성되어 수종이 발생하기도 한다. 비양(脾陽)이 허함으로 인해 수습(水濕)의 운화력이 하강하면 쉽게 외습(外濕)의 침입을 받는다. 또한 찬 음식이나 과일 등을 함부로 먹거나, 술이나 달고 기름진 음식을 즐겨 먹으면 수습(水濕)이 내부에 쌓인다. 이들 내외의 사기(邪氣)가 번갈아 중초(中焦)를 막으면 허실협잡증(虛實夾雜證)이 발생한다.

수습중조(水濕中阻)가 병리적으로 나타나는 현상은 음(陰)에서 한(寒)으로 변화하기도 하고, 양(陽)에서 열(熱)로 변화하기도 한다. 만약 체질적으로 양(陽)이 허하고 음(陰)이 성하면 습(濕)이 한(寒)으로 전화하여 한습(寒濕)이 발생하고 비양(脾陽)을 손상시키므로 습(濕)이 성하고 양(陽)이 쇠약한 증후가 나타난다. 만약 체질적으로 양(陽)이 성하면 습(濕)이 열로 전화하여 습열(濕熱)이 발생한다. 만약 중초(中焦)에 습열(濕熱)이 쌓여 간담(肝膽)을 훈증(薰蒸)하면 간(肝)의 소설(疏泄)기능에 영향을 미쳐서 담(膽)에 열사(熱邪)가 성해지고, 이로 인해 담즙이 빠져나가 피부로 넘치므로 얼굴과 눈이 황색을 띠는 "황달"증상이 나타나게 된다.

(2) 비음(脾陰)의 실조

비음(脾陰)실조는 비음(脾陰)이 허(虛)한 것으로 비장의 음액(陰液)이 부족한 병리상태를 말한다. 비(脾)의 운화기능은 비(脾)의 양기(陽氣)에 의존하므로 비음허(脾陰虛)는 실제로는 비(脾)의 기(氣)와 음(陰)이 모두 허한 것이다.

비기허(脾氣虛), 비음허(脾陰虛), 비양허(脾陽虛)의 병변은 비기허(脾氣虛)가 그 기초를 이루고 있다. 만약 비(脾)의 장부지기(臟腑之氣)가 모자라서 운화, 승청(昇淸), 통혈(統血)기능이 감퇴되고 뚜렷한 한상(寒象)이나 조상(燥象)이 나타나지 않으면 단순한 비기허이며, 비기허에다 온후기능이 감퇴하여 한상(寒象)이 나타나면 비양허(脾陽虛)이고, 비기허에다 진액의 수송과 유포가 무력해져 건조해지는 조상(燥象)이 나타나면 비음허(脾陰虛)이다. 따라서 비허(脾虛)는 모두 비기허(脾氣虛)이며, 음허나 양허로 발전한 것은 단지 기의 서로 다른 속성의 기능쇠퇴가 서로 다른 속성의 병기(病機)로 나타난 것일 뿐이다.

비음허(脾陰虛)는 대부분 오랜 병이나 열병으로 인해 비위(脾胃)의 음액이 손상되어 발생한다. 비위(脾胃)는 후천의 근본이므로 인체의 각 장부조직기관은 모두 비기(脾氣)의 수송과 분포・대사작용에 의해 수곡정미(水穀精微)의 영향을 받는다. 따라서 비기(脾氣)와 비음(脾陰)이 모두 허하면 비(脾)의 운화기능이 실조되고 비기(脾氣)가 허약한 까닭에 나른하고 무기력하며 복부가 창만하고 묽은 변이 나오는 등의 증상이 발생할 뿐만 아니라, 대부분 전신성 소수(消瘦)[50] 등 기혈부족 증상이 나타난다. 비음허(脾陰虛)는 위음(胃陰)부족을 초래해 하강기능을 실조시키며, 심하면 상역(上逆)하므로 식사량이 줄거나 헛구역질 혹은 딸꾹질이 난다. 비음(脾陰)이 허(虛)하면 음이 양을 억제하지 못하므로

50) 소수(消瘦) : 몸이 점점 야위는 것.

허열(虛熱) 증후, 예를 들어 입안이 건조하고 설질이 붉으면서 설태가 적은 등의 증상이 나타난다.

(3) 비병(脾病)에서 흔히 보이는 증상 및 발생 기전

복부 창만통(脹滿痛) 혹은 완복통(脘腹痛)

비기(脾氣)가 허함으로 운화기능이 무력해지거나, 음식이 오래 정체하거나, 비위허한(脾胃虛寒)으로 한기(寒氣)가 응체하거나, 간기(肝氣)가 비(脾)를 범함으로 인해 기기(氣機)가 울결되고 정체되어 발생한다. 기기(氣機)가 울결(鬱結)하면 청기(淸氣)가 상승하지 못하고 탁기(濁氣)가 하강하지 못하여 복부가 창만하고 아픈 증상이 발생한다

식욕부진(食欲不振)・변당(便溏)

대부분 비위(脾胃)가 허약하거나 습(濕)이 비위(脾胃)를 손상하여 비(脾)가 청기(淸氣)를 상승시키지 못하고 위(胃)가 탁기(濁氣)를 하강시키지 못하므로 식사량이 줄어드는 증상이 발생한다. 비위의 수납・운화기능이 실조되면 수습(水濕)이 내부에 정체하고, 소장이 청탁(淸濁)을 분별하지 못하므로 청탁(淸濁)이 뒤섞여 대장으로 들어가면 묽은 변이 나오며, 심하면 소화되지 않은 음식물을 설사한다. 『내경(內經)』에서는 "청기(淸氣)가 상승하지 못하고 하부에 있으면 설사가 나고, 탁기(濁氣)가 하강하지 못하고 상부에 있으면 창만(脹滿)하고 답답한 증상이 발생한다"[51]고 하였다.

황달(黃疸)

피부와 눈 흰자위가 황색으로 변하는 것이다. 비(脾)의 운화기능에 문제가 생겨 습탁(濕濁)이 정체하여 간담(肝膽)의 소설(疏泄)기능이 장애를 일으키면 담(膽)에 열사(熱邪)가 성해지고 담액이 빠져나간다. 이로 인해 담즙이 정상적인 통로로 순행하지 않고 혈맥으로 역류하여 피부로 넘치므로 황달 증상이 나타난다.

---

51) 淸氣在下, 則生飧泄; 濁氣在上, 則生䐜脹. 『素問・陰陽應象大論』

탈항 · 자궁하수 및 내장하수

비기허(脾氣虛)로 인해 올려 받드는 힘이 모자라 즉, 중기(中氣)가 하함(下陷)하면 장부를 각 부위에 고정시키지 못하므로 탈항(脫肛) · 자궁하수(子宮下垂) · 내장하수(內臟下垂) 등의 증상이 발생한다.

변혈(便血) · 붕루(崩漏)

비기허(脾氣虛)로 인해 혈(血)을 통섭(統攝)하지 못하면 혈(血)이 혈맥을 따라 운행되지 않고 밖으로 넘친다. 혈(血)이 장(腸)에서 넘치면 대변을 따라 나오는데 이를 "변혈(便血)" 또는 "혈변(血便)"이라 한다. 기허하함(氣虛下陷)으로 충임맥(衝任脈)이 견고하지 못하면 붕루(崩漏) 증상이 나타난다.

신중핍력(身重乏力)

비(脾)는 수곡의 정미를 수송과 분포하여 피부와 사지를 영양하므로, 만일 비양(脾陽)과 비기(脾氣)가 허약하여 온후(溫煦) · 영양하지 못하면 몸이 피곤하고 무기력한 증상이 발생하는데 이를 신중핍력(身重乏力)이라 한다.

비양(脾陽)과 비기(脾氣)가 부족하거나 비(脾)가 습사(濕邪)에 손상됨으로 인해 정상적으로 수습(水濕)을 운화하지 못하고, 이로 인해 수습(水濕)이 내부에 쌓여 발생한다. 습(濕)은 성질이 무겁고 탁하여 쉽게 사지와 피부에 정체하므로 사지가 무거운 증상이 발생한다.

4) 간(肝)의 병기(病機)

간(肝)은 혈을 저장하고 혈량을 조절하는 중요한 장기이고, 생리기능으로는 소설(疏泄)을 주관하는데 기기(氣機)를 잘 통하게 조절하고, 정지(情志)를 소통 · 창달하고 비위의 소화기능을 촉진한다.

간양(肝陽) · 간기(肝氣)는 기기(氣機)의 소설(疏泄)과 조달(條達)을 주관하고 정지(情志)의 울결과 흥분항진을 조절하며, 아울러 비위(脾胃)의 승강(昇降)기능을 돕는다. 간기(肝氣)는 전신의 근건(筋腱)을 통솔하여 굴신 및 혈액조절을 총괄한다.

간음(肝陰)·간혈(肝血)은 간 자신을 자양(滋養)하는 것 외에도 간양(肝陽)을 수렴하여 지나치게 간양이 항성(亢盛)하거나 상역(上逆)하는 것을 방지하고 또한 눈을 자양(滋養)하여 물체가 뚜렷하게 보이도록 하며, 근막(筋膜)을 영양하여 튼튼하게 한다.

병리적 측면에 있어서 간양(肝陽)·간기(肝氣)는 쉽게 항진(亢進)·상역(上逆)·울결(鬱結)하고, 간음(肝陰)·간혈(肝血)은 쉽게 허약해지는 특징이 있다. 이로서 간(肝)의 생리기능은 인체의 기·혈·진액·근맥 등의 각 방면에 영향을 미치며, 주로 소설(疏泄)기능의 정상여부와 관련이 있음을 알 수 있다. 간(肝)의 음양기혈실조의 특징은 간양(肝陽)과 간기(肝氣)는 항상 남아돌고, 간음(肝陰)과 간혈(肝血)은 항상 부족하다는 것이다.

(1) 간양(肝陽)·간기(肝氣) 실조

간양(肝陽)·간기(肝氣) 실조에서는 간기(肝氣)·간양(肝陽)의 항성(亢盛)은 흔히 나타나지만, 간기허(肝氣虛)나 간양허(肝陽虛)는 드물게 나타난다. 간양상항(肝陽上亢)은 대부분 간음(肝陰)부족으로 음이 양을 제약하지 못하여 간양(肝陽)의 상대적인 항성을 초래한 것이므로 간양상항(肝陽上亢) 원인 역시 간음(肝陰)·간혈(肝血)이 부족한데 있다.

그러므로 간기(肝氣)·간양(肝陽)실조의 병기(病機)는 주로 간기울결(肝氣鬱結)·간기횡역(肝氣橫逆) 및 간화상염(肝火上炎) 등으로 나타난다.

가) 간기울결(肝氣鬱結)

간기울결은 간기울체(肝氣鬱滯)라고도 하며, 간(肝)의 소설(疏泄)기능이 파괴되거나 감퇴되어 기기(氣機)가 원활하지 못하고 이로 인해 기(氣)가 정체된 병리상태를 가리킨다. 간기울결(肝氣鬱結)은 대부분 정신적인 자극과 정서가 울결(鬱結)되거나 노여움으로 인한 간(肝)의 손상 등으로 인해 발생한다. 그 병리표현은 인체의 국부에 기(氣)가 정체되어 창만·동통 등의 증상이 나타나는 것이다. 만약 담(痰)과 기(氣), 기(氣)와 혈(血)이 뒤엉키면 결체된 부위에 종괴(腫塊)가 발생한다. 기(氣)가 간(肝)에서 정체하면 양쪽 흉협부 창만(脹滿)이나 좌협부 동통이 발생한다. 간기(肝氣)가 울결되고 경락의 기(氣)가 순조롭지 못해 젖가슴, 아랫배가 뻐근하고 답답하게 아프거나 부위가 옮겨다니며 아프다. 간(肝)은 소설(疏泄)기능을 주관하므로 정서를 조절하는데 기(氣)의 순행이 울체되면 소설(疏泄)기능이 파괴되므로 정서가 우울해진다. 간기(肝氣)의 울체가 오랫동안 풀리지 못하면 정서를 조절하는 기능이 상실되므로 정서가 초조해지고 화를 잘 내게 된다. 기(氣)가 울결되어 담(痰)을 생성하고 담(痰)이 기(氣)를 따라 오르는데 목구멍에 몰리면 매핵기[52](梅核氣)가 생기고 목에 몰리면 영류[53](癭瘤)가 생기게 된다. 기(氣)의 병이 혈(血)에 이르면 기체(氣滯)와 어혈(瘀血)이 나타나고 충맥(衝脈)과 임맥(任脈)이 실조되므로 월경이 고르지 못하거나 월경통이 생기고 심하면 폐경(閉經) 등의 증상이 발생한다.

그밖에 간기울결(肝氣鬱結)로 인해 소설(疏泄)의 직무를 다하지 못하면 비위(脾胃)의 운화기능에 영향을 미쳐 딸꾹질이나 트림이 나오고, 식욕부진 및 복부가 더부룩하고 묽은 변이 나오는 등의 증상이 나타난다.

나) 간기횡역(肝氣橫逆)

간기횡역(肝氣橫逆)은 대부분 정지(情志)의 자극으로 인해 일어나는데 그 병리의 본질은 기기(氣機) 역란으로 본경(本經)의 기기역란(氣機逆亂)과 횡역(橫逆)하여 비(脾)를 범하는 두 방면으로 주로 나타난다. 본경(本經) 자체의 병에는 간기(肝氣) 울결로 기기(氣機)가 펴지지 않으면 경맥(經脈)이 막혀 정서가 격동하여 조급하고 쉽게 성을 내는 이외에도 종종 양협(兩脇)에서 소복(小腹)까지 미치는 창통(脹痛)이 가장 두드러진다.

간기(肝氣)가 횡역하면 대부분 비위(脾胃)에 영향을 미치는데, 위(胃)에 영향을 미치면 위기(胃氣)의 하강기능이 실조되어 위기(胃氣)의 상역을 초래하므로 트림과 함께 신물이 올라오거나 구토가 나며, 심하면 완복부에 동통이 발생한다. 간기(肝氣)가 횡역하여 비(脾)에 영향을 미치면 운화기능이 실조되어 배가 아픈 것과 설사가 번갈아 발작하고, 정서변화에 따라 발작이 멈추기도 한다. 기(氣)의 횡역(橫逆)이 극에 달하거나, 지나치게 화

---

52) 매핵기(梅核氣) : 인후(咽喉)에 이물감이 있는 것을 말한다. 토하여도 나오지 않고 넘겨도 넘어가지 않으며 가슴이 답답하고 기분이 불안해진다. 칠정(七情)의 기(氣)가 울결하여 잘 통하지 않고 담(痰)이 옹체(壅滯)되어 발생한다.

53) 영류(癭瘤) : "영(癭)이란 목덜미의 혹이다" 영의 발병은 근심·사려·노여움 등으로 인해 간기(肝氣)가 울결되고 비(脾)의 운화가 실조되어 경부(頸部)에 기와 담(痰)이 응체(凝滯)하여 발생하기도 한다. 경부(頸部)에 종괴(腫塊)가 발생하여 붉은 색을 띠면서 돌기하거나, 혹은 작은 꼭지와 같은 것이 늘어져 있으며, 앵두와 같은 형상을 띠기도 한다. 대개 갑상선종대를 가리킨다.

를 내거나 혹은 간화(肝火)를 수반하여 기(氣)·화(火)가 상역하면 토혈(吐血)·뉵혈(衄血)·기역(氣逆) 등의 증상이 나타난다.

다) 간화상염(肝火上炎)

간화상염(肝火上炎)은 간기울체(肝氣鬱滯)로 울결된 기(氣)가 화(火)로 전화하거나, 지나친 노여움으로 인해 간(肝)이 손상되어 기화(氣火)가 상염(上炎)하거나, 혹은 과다한 정서자극으로 오지(五志)가 극에 달하여 화로 변하거나, 간담(肝膽)에 습열(濕熱)이 옹성(壅盛)하여 화(火)로 변하는 등의 요인으로 발생한다. 간화상염(肝火上炎)은 간(肝)의 양기(陽氣)가 지나치게 오른 것이므로 머리가 터질 듯이 아프고 얼굴이 붉어지고 눈이 충혈되며 조급하여 화를 잘 내고 갑자기 귀에서 소리가 나거나 잘 들리지 않는 등의 증상이 발생한다. 간화(肝火)가 내부를 달구면 쉽게 음혈을 손상시켜 음허화왕(陰虛火旺)을 초래하고, 간화(肝火)가 폐위(肺胃)의 락맥(絡脈)을 손상하면 각혈(咯血)·토혈(吐血)·뉵혈(衄血) 등의 증상이 나타나며, 기화(氣火)의 상역이 극에 달하면 간풍내동(肝風內動)을 야기하여 위로는 전정(巓頂)을 요동하고 아래로는 사지를 늘어지게 한다.

(2) 간음(肝陰)·간혈(肝血) 실조(失調)

음(陰)이 허하면 양(陽)이 항성(亢盛)하여 간양상항(肝陽上亢)을 초래하고, 음(陰)이 양(陽)을 제약하지 못하면 양기(陽氣)가 오르는 것을 제약하지 못하여 간풍내동(肝風內動) 등을 초래한다.

가) 간혈허(肝血虛)

간혈허(肝血虛)는 혈액이 모자라 간혈(肝血) 부족을 초래한 것이다. 대부분 오랜 병으로 인해 간혈(肝血)이 손상되거나, 출혈이 과다하거나, 비위(脾胃)가 허약함으로 인해 기혈(氣血)을 생산하지 못함으로 인해 발생한다. 간(肝)은 혈을 저장하는 장기이므로 혈허(血虛)는 대부분 간에 영향을 미친다. 간혈이 허하여 근맥(筋脈)을 영양하지 못하면 팔다리가 저리고 무감각하며 관절을 펴고 굽히는 움직임이 힘들다. 혈이 부족하여 상부의 두목(頭目)을 영양하지 못하면 현기증이 나고 눈앞이 아른거리며 두 눈이 건조하여 따끔거리고 사물이 뚜렷하게 보이지 않는 등의 증상이 나타난다. 혈이 허하면 쉽게 조(燥)로 전화(轉化)하여 풍을 일으키며, 심지어는 피부소양(皮膚瘙痒)·근련(筋攣)[54)]·계종(瘈瘲)[55)] 등의 증상이 나타난다.

나) 간양상항(肝陽上亢)

간양상항은 간음(肝陰) 부족으로 인해 음(陰)이 양(陽)을 제약하지 못하고 간(肝)의 양기(陽氣)가 항진하여 상역하기 때문이다. 간(肝)과 신(腎)의 음(陰)은 서로 통하므로 신음(腎陰)이 부족하면 신수(腎水)가 간목(肝木)을 적셔 주지 못하여 간음(肝陰) 역시 허해진다. 그래서 간(肝)과 신(腎)의 음허(陰虛)로 간양이 제자리를 지키지 못하거나, 또는 화가 나거나 근심이 많아 체내에 기(氣)가 울체되고 화가 생겨 음액을 소모시켜 음(陰)이 양을 억제하지 못하여 간양상항(肝陽上亢)이 일어난다.

간(肝)과 신(腎)의 음(陰)이 모자라 간양(肝陽)이 오르는 것을 억제하지 못하므로 기혈이 위로 몰려 현훈(眩暈), 이명(耳鳴)이 생기고 머리와 눈이 터질 듯이 아프고 얼굴과 눈이 벌겋게 된다. 간(肝)의 정서를 조절하는 기능이 실조되어 초조해하고 화를 잘 내며, 음허(陰虛)로 심(心)이 영양 받지 못하고 신(神)이 안정되지 못하므로 심계(心悸), 건망(健忘), 실면(失眠), 다몽(多夢) 등의 증상이 생긴다. 허리는 신(腎)이 들어 있는 곳이고 무릎은 힘줄이 자리 잡은 곳으로 간(肝)과 신(腎)의 음허(陰虛)로 근맥이 영양 받지 못하면 허리와 무릎이 시큰시큰하고 힘이 없다. 간양(肝陽)이 항진되고 신음(腎陰)이 허손되면 머리가 무겁고 발이 가벼워 바로 걷지 못한다.

---

54) 근련(筋攣) : 근계(筋瘈)라고도 한다. 사지(四肢)의 근맥이 수축되어 경련이 발생해서 굴신할 수 없는 병증을 말한다. 『靈樞·刺節眞邪』에서 "허사(虛邪)기 인체에 침입하면 오한으로 몸을 떨고 솜털이 곤두서면서 주리(腠理)가 열린다. 사기(邪氣)가 깊숙이 침입하여…… 근(筋)에서 엉기면 근련(筋攣)이 발생한다."고 하였다. 대부분 외사를 감수하거나, 혹은 혈이 부족하여 진액이 소모되어 근맥을 영양하지 못하기 때문에 발생한다.

55) 계종(瘈瘲) : 『傷寒明理論』에서 "계(瘈)는 근맥이 땅기는 것을 말하고, 종(瘲)은 근맥이 이완되는 것을 말한다. …… 오그라들거나 펴지며 몸을 떠는 증상이 그치지 않는 것을 계종(瘈瘲)이라 한다."고 하였다.

간기울결(肝氣鬱結), 간화상염(肝火上炎), 간양상항(肝陽上亢)의 병리 변화는 점차 발전된다. 간기(肝氣)가 오래 울체되면 화(火)가 생기고, 간화(肝火)가 타오르고 화열(火熱)이 심하면 간음(肝陰)을 손상시키고, 간음(肝陰)이 부족하면 간양(肝陽)이 항진되고, 간양(肝陽)이 항진되면 다시 화(火)를 생성하는 것이다.

다) 간풍내동(肝風內動)

간풍내동(肝風內動)은 간양(肝陽)이 너무 항진되어 양기(陽氣)의 승동(昇動)이 지나치게 되면 기(氣)가 망동하여 발생한다. 간(肝)은 강장(剛臟)으로 동(動)・승(昇)을 주관하므로 간풍(肝風)이라 명명하였다.

간풍내동(肝風內動)을 일으키는 원인은 크게 허(虛)와 실(實) 두 가지로 나눈다.

허(虛)로 인한 경우는 병이 오래되어 간신(肝腎)의 음(陰)이 소모되었거나 열병의 후기에 간신(肝腎)의 음(陰)이 많이 소모되어 음(陰)이 양(陽)을 제어하지 못하면 간양상항(肝陽上亢)하고, 심하면 풍(風)이 된다.

실(實)로 인한 경우는 외감열병의 과정 중에 열사(熱邪)가 치성하여 전신의 양(陽)이 모두 승(勝)하면 간양(肝陽)이 지나치게 흥분되어 양기(陽氣)가 마구 승동(昇動)하여 풍(風)이 생긴다.

임상증상은 주로 간(肝)이 주관하는 근막(筋膜)의 병으로 나타난다. 현기증이 나고 눈앞이 아찔거리며 사지가 땅기고 뻣뻣해지며, 혹은 갑자기 졸도하고 두 눈을 위로 치뜨며, 구안와사(口眼喎斜)・반신불수(半身不遂)가 나타나고, 사지가 마비되고 근육의 경련・진전(震顫) 증상이 나타난다.

(3) 간병(肝病)에서 흔히 보이는 증상 및 발생 기전

성질이 조급하고 화를 잘냄

간(肝)은 승(昇)・동(動)을 주관하는데, 만약 간기(肝氣)가 울결・정체하고 울결된 간기(肝氣)가 화(火)로 변해 간화(肝火)가 항성하거나, 간양(肝陽)의 승동(昇動)이 지나쳐 간양(肝陽)이 상역(上逆)하면 기기(氣機)가 펴지지 않고 경맥(經脈)이 막혀 정서가 격동하여 성질이 조급해지고 화를 잘 내는 증상이 발생한다.

현훈(眩暈)

현(眩)은 눈앞이 아찔해지고 훈(暈)은 머리가 핑핑 돌아가는 듯한 자각증상을 표현한 것이다. 간(肝)의 음혈이 부족함으로 인해 음허양항(陰虛陽亢)이 야기되고, 이로 인해 간(肝)의 양기(陽氣)가 승동(昇動)하여 상부의 청규(淸竅)를 요동하여 발생한다.

목화(目花)

"안화(眼花)"라고도 하며, 사물이 흐릿하게 보이거나, 일시적으로 사물이 잘 보이지 않는 증상이다. 대부분 간음(肝陰)과 간혈(肝血)이 부족하여 상부의 목계(目系)를 영양하지 못하고, 이로 인해 눈이 간혈(肝血)의 영양을 받지 못하므로 발생한다.

이명(耳鳴)

귀속이 울리거나 여러 가지 소리가 나는 것을 자각하는 것이다. 간병에서 발생하는 이명은 개구리가 우는 소리나 파도가 밀려오는 것 같으며, 갑자기 발생하면서 소리가 크다. 대개 정지울결(情志鬱結)로 인해 간기(肝氣)가 울결되고 그 울결이 지속되어 화(火)로 변해 열(熱)이 발생하거나, 지나친 노여움으로 인해 간(肝)이 손상되고 이로 인해 간담(肝膽)의 화(火)가 상역하여 상부의 청규(淸竅)를 요동하기 때문에 발생한다. 심하면 청규(淸竅)를 가려서 중청(重聽)[56]이 발생하고, 만약 간담(肝膽)의 경기(經氣)가 막히면 이롱(耳聾)[57] 현상이 나타난다.

전정(巓頂)·유방(乳房)·양협(兩脇)·소복(少腹)의 동통

전정(巓頂)·유방(乳房)·양협(兩脇)·소복(少腹)은 모두 간경(肝經)이 순행하는 부위이다. 만약 간기(肝氣)가 울결·정체하여 기기(氣機)가 막히거나, 담기(痰氣)·기혈(氣血)

---

56) 중청(重聽): 청력이 감퇴되어 말과 소리를 잘 듣지 못하는 증.

57) 이롱(耳聾): 주관적 감각 혹은 객관적 감각 검사에서 상이한 정도의 청력장애가 나타나는 경우를 가리킨다. 선천(先天)·후천(後天)·외감(外感)·내상(內傷) 및 노화 등은 모두 이롱(耳聾)을 야기한다. 『제병원후론(諸病源候論)』卷二十九에서 "신(腎)은 족소음경(足少陰經)으로서 정기(精氣)를 저장하고 이(耳)로 통하는데, 이는 종맥(宗脈)이 모이는 곳이다. 만약 정기(精氣)가 조화로우면 신장이 강성하여 귀로 오음(五音)을 들을 수 있고, 만약 혈기가 손상된 데다 풍사를 감수하면 신장이 손상되어 정(精)이 빠져나가는데, 정(精)이 빠져나가면 이롱(耳聾)이 발생한다."고 하였다.

이 서로 엉키면 경기(經氣)가 불리하고 낙맥(絡脈)이 통하지 않으므로 위 부위가 아프거나 종괴(腫塊)가 발생한다. 만약 울결한 간기(肝氣)가 화(火)로 변해 머리까지 오르면 전정(巓頂)부에 매우 심한 통증이 발생한다.

관절 굴신불리(屈伸不利), 근육 경련 · 진전(震顫) · 마비(痲痺)

대개 간(肝)의 음혈(陰血)부족으로 인해 근맥(筋脈)을 영양하지 못하여 나타난다.

사지마비

대개 간혈부족으로 인해 피부와 경맥을 자양하지 못하거나, 풍담(風痰)이 경맥을 뚫고 들어감으로 인해 낙맥(絡脈)의 기혈(氣血)이 조화를 잃어 나타난다.

5) 신(腎)의 병기(病機)

신(腎)은 "선천지본(先天之本)"으로서, 신(腎)에 저장된 정(精)은 태아가 출생하기 전에 이미 존재했던 것으로 부모의 정(精)에서 근원하기 때문에 "선천지정(先天之精)"이라고 한다. 신(腎)은 정(精)을 저장하고, 생리기능으로 생장 · 발육 · 생식 및 수액대사를 주관한다. 신(腎)의 정기(精氣)를 저장하는 기능이 실조되면 정기(正氣)가 유실되고 이로 인해 신(腎) 중의 정기(精氣)가 결핍되어 인체의 생장 · 발육과 생식기능에 영향을 미치거나, 정(精)이 수(髓)를 생성하지 못함으로 인해 수해(髓海)부족을 초래하여 골(骨)이 연약해진다. 신(腎)이 수액을 주관하는 기능이 실조되면 수액대사에 장애를 일으켜 소변 양이 줄고 소변이 막혀 수기(水氣)가 피부로 넘치므로 수종이 발생하거나, 소변이 잦으면서 맑고 양이 많으며 소변을 참지 못하여 저절로 나오는 등의 증상이 나타난다.

"선천지정(先天之精)"은 인체의 근본이고, 그 속의 진음(眞陰)과 진양(眞陽)은 전신 음양의 근본이 되므로, 신(腎)의 생리기능 실조는 실제로는 신(腎)의 정기(精氣)부족이나 신음(腎陰) · 신양(腎陽)의 실조를 가리키는 것이다.

(1) 신(腎)의 정기(精氣)부족

가) 신정휴허(腎精虧虛)

신정휴허(腎精虧虛)는 신의 정이 허손(虛損)되어 나타나는 증후이다. 선천적으로 정(精)이 부족하여 발육이 좋지 못하거나 후천적으로 보양(保養)이 부족해 신(腎)이 손상되거나 방사(房事)과도나 오랜 병으로 신(腎)이 허손되어 일어난다. 그 병리표현은 영아 시기에는 생장발육에 영향을 미치고, 청년기에는 "천계(天癸)[58]"의 생성에 영향을 미쳐 성선(性腺)의 발육과 성숙에 지장을 주며, 장년기에는 나이보다 일찍 늙어 성기능이 감소되고 활설(滑泄)[59] · 음위(陰痿) 등을 초래한다.

신정(腎精)이 부족하여 골수(骨髓)와 혈(血)을 생성하지 못하고 뼈를 영양하지 못하면 어린이의 발육이 늦어지고 키가 안 크며 숫구멍(대천문)이 늦게 닫히고, 수(髓)가 허함으로 인해 뇌를 충분히 영양하지 못하면 뇌수(腦髓)가 공허하여 지력(智力)이 감퇴되고 동작이 둔해진다.

신정(腎精)은 생식 기능을 주관하므로 신정(腎精)이 허손되면 남자는 정액이 적어 생식 능력이 저하되고 여자는 월경이 없어져 임신하기 어려우며 성기능이 감퇴한다. 신의 기능 여하는 머리카락에도 나타나는데, 신의 정(精)이 부족하면 머리카락이 자라지 않고 빠진다. 치아는 뼈의 한 부분으로 정기가 보양(保養)되지 않으면 흔들리고 심하면 일찍 빠지게 된다. 귀는 신(腎)이 외부와 통하는 통로이고 뇌는 수해(髓海)이므로 정(精)과 수(髓)가 부족하면 뇌가 허해져 이명(耳鳴), 이롱(耳聾), 건망증이 생긴다. 정이 소모되면 근골이 허약해지고 피로해지므로 동작이 민활하지 못하고 다리에 힘이 없으며, 신정(腎精)이 허손되어 뇌를 영양하지 못하면 노인의 정신이 흐려지게 된다.

---

58) 천계(天癸) : ① 인체의 생장발육과 생식기능을 촉진시키는 데 필요한 물질을 가리킨다. 신정(腎精)에서 근원하여 후천적인 음식물의 정미(精微)에 의해 자양(滋養)되어 점차 충만해진다. ② 원음(元陰)의 별칭이다.

59) 활설(滑泄) : 설사의 하나. 설사를 오랫동안 하여 기(氣)가 하함(下陷)하여 빠져나가 발생한다. 밤낮 한정 없이 설사하며 음식을 적게 먹고 몸은 여위며 손발이 싸늘하거나 붓고 몸이 차며 숨결이 빠르고 때로 허열이 나기도 한다.

나) 신기부족(腎氣不足)

신기부족(腎氣不足)은 신기불고(腎氣不固)라고도 한다. 신기(腎氣)의 허손(虛損)으로 고섭(固攝)기능이 실조되어 나타나는 일련의 병변을 가리킨다. 신기불고(腎氣不固)는 유년기에 정기(正氣)가 충실하지 않았거나, 노년기에 신(腎)의 정기(正氣)가 쇠퇴하였거나, 조혼(早婚)이나 무절제한 성생활로 신기(腎氣)가 소모되었거나, 오랜 병으로 신(腎)이 허해 고섭(固攝)기능이 실조되어 발생한다. 신기(腎氣)가 허손(虛損)되어 기능 활동이 감퇴되고 기혈(氣血)이 위로 올라 귀를 영양하지 못하므로 청력이 떨어지고, 신기(腎氣)가 골격을 온화하지 못하므로 허리와 무릎이 시큰거리고 나른하다. 신(腎)이 허하면 이변(二便)에 대한 고섭(固攝)작용이 실조되므로 소변 횟수가 많아지고 소변 양이 많고 맑으며 심하면 소변을 통제하지 못하고 배뇨기능이 무력해지므로 소변을 모두 깨끗이 배설하지 못하고 흘리는 증상이 나타난다.

(2) 신(腎)의 음양실조(陰陽失調)

가) 신음허(腎陰虛)

신의 음액이 부족하여 나타나는 증후이다. 오랜 병으로 인해 신음(腎陰)이 손상되거나, 정지내상(情志內傷)으로 오지(五志)가 극에 달하여 화(火)로 변하거나, 열사(熱邪)가 오랫동안 머물거나, 온조(溫燥)한 성미의 보양약을 너무 많이 먹어 신정(腎精)이 손상되었거나, 과도한 성생활로 신정(腎精)이 손상되어 발생한다. 신음(腎陰)은 전신 음액의 근본이므로 다른 장부의 음허(陰虛)가 발전하면 반드시 신(腎)에 영향을 미쳐 신음허(腎陰虛)를 야기한다.

신음(腎陰)이 허해지면 골수(骨髓)가 영양을 받지 못하고 골격이 허약해지므로 허리와 무릎이 시큰시큰하게 아프며, 뇌해(腦海)를 충만시키지 못하므로 머리가 어지럽고 귀에서 소리가 난다. 심(心)과 신(腎)은 화(火)와 수(水)의 관계로서 신(腎)의 수가 심(心)의 화를 통제하지 못하면 심화(心火)가 항진되고 심신(心神)이 진정되지 못하므로 잠이 오지 않고 꿈이 많아지며, 화(火)가 정(精)을 요란 시켜 성욕이 일어나나 발기가 되지 않는 양위(陽痿)가 나타나거나 유정(遺精)이 나타난다. 여자는 혈액이 주요한 작용을 하는데, 음(陰)이 허하여 혈(血)의 원천이 부족하면 월경량이 적어지거나 없어지며 음허(陰虛)로 양(陽)이 항진되어 허열(虛熱)이 혈(血)을 압박하면 붕루(崩漏)가 나타난다. 신음(腎陰)이 쇠퇴하여 체내에 허열(虛熱)이 생성되므로 몸이 여위고 조열(潮熱), 도한(盜汗), 오심번열(五心煩熱), 구갈(口渴)이 생기며 뺨이 붉어지고 소변이 노랗고 대변이 건조해지며 혀가 붉고 진액이 적으며 세삭맥(細數脈)이 나타난다.

나) 신양허(腎陽虛)

신(腎)의 양기(陽氣)가 허손(虛損)되어 나타나는 증후이다. 신양허(腎陽虛)는 실제로는 명문화(命門火)가 쇠약한 것이나. 대부분 고령으로 인한 신정(腎精)의 결손, 과도한 성생활로 인한 신정(腎精)의 손상으로 심비양허(心脾陽虛)가 발전하여 신(腎)에 영향을 미쳐서 야기된다. 신양(腎陽)이 허약해지면 신(腎)의 기화(氣化)기능이 감퇴하고, 이로 인해 음한(陰寒)이 내부에서 발생하여 전신이 허한 증상이 나타난다.

신양(腎陽)이 허손(虛損)되면 허리 부위와 골격을 온화하지 못하므로 허리와 무릎이 시큰하고 나른하고 아프며, 또한 피부를 온화하지 못하므로 추워하고 팔다리가 차며, 신(腎)은 하초(下焦)에 자리잡고 있는데 양기(陽氣)가 부족하면 음한(陰寒)이 하부에 더 심해 발이 차가워진다. 양기(陽氣)가 부족하여 심양(心陽)을 온화하지 못하면 심(心)의 신(神)이 흥분되지 못하므로 정신이 쇠퇴해지고 심(心)의 혈맥을 주관하는 기능이 감퇴되어 혈액운행이 완만해지고 이로 인해 혈어(血瘀)가 발생한다. 기혈(氣血)의 순행이 무력하여 위로 얼굴을 영양하지 못하므로 얼굴은 희멀겋게 되거나 신양(腎陽)이 극도로 허손(虛損)되어 탁음(濁陰)이 피부에 퍼지면 얼굴이 광택이 없고 컴컴해진다. 혀가 연하고 설태(舌苔)는 희며 침약맥(沈弱脈)이 나타나는 것은 심양(心陽)이 허손(虛損)되고 기혈의 운행이 무력해진 증상이다.

신(腎)은 생식기능을 주관하는데, 신양(腎陽)이 부족하고 원기(元氣)의 근본인 명문(命門)의 화(火)가 쇠약해지면 생식 기능이 감퇴되어 남자는 양위(陽痿)가 생기고 여자는 자궁이 차져 임신이 되지 않는 증상이 나타난다. 명문(命門)의 화(火)가 쇠약하여 비양(脾陽)을 온후하지 못하면 비(脾)의 운화 기능이 실조되어 설사가 오래 멎지 않고 소화되지 않은 대변을 보며 이른 새벽에 설사가 나기도 한다. 신양(腎陽)부족으로 방광의 기화(氣

化)기능이 장애 되고 수액이 체내에 울체되어 피부로 넘쳐 수종이 생긴다., 수습(水濕)은 아래로 흐르는 성질이 있고 신(腎)은 하초에 자리잡고 있으므로 허리 아래의 수종이 심하고 누르면 움푹 들어간 자리가 금방 되나오지 못한다. 수습(水濕)이 넘쳐 기(氣)의 운행을 지체시키면 배가 붓고, 수습(水濕)이 심(心)을 침범하면 심양(心陽)이 손상되어 가슴이 두근거리고 불안해하며, 수습(水濕)이 위로 올라 폐(肺)를 침범하면 폐(肺)의 선발숙강(宣發肅降) 기능이 실조되어 기침과 숨이 찬 증상이 나타난다.

다) 명문상화(命門相火)의 항성(亢盛)

명문상화(命門相火)는 명문(命門)의 화(火)로서, 신양(腎陽)과 이름만 다를 뿐 같은 종류이다. 명문화(命門火)가 항성(亢盛)한 것은 신(腎)의 양기(陽氣)가 상대적으로 왕성하거나 유여(有餘)하기 때문인데, 신양(腎陽)의 항성이라 하지 않고 명문화(命門火) 또는 명문상화(命門相火)의 지나친 항성이라 한다. 명문상화(命門相火)의 항성은 심화(心火)가 상화(相火)[신화(腎火)]를 끌어 움직이게 하여, 상화(相火)가 진음(眞陰)을 손상시킴으로 인해 신음(腎陰)이 허해져 상화(相火)가 항성한 것이다. 또한 병을 오래 앓아 신음(腎陰)을 손상하거나, 온조한 성질의 약을 과다하게 복용하거나, 성생활을 무절제하게 함으로 인해 발생하기도 한다.

명문상화(命門相火)의 항성은 마치 화로에서 열이 나듯, 화(火)가 인체의 아래에서 일어나 상부를 달군다. 그러므로 때때로 땀을 흘리며 안절부절못하고 성질이 조급해지는 등의 증상이 나타난다. 또한 화가 아래에서 일어나 정실(精室)을 요동하므로 성기능항진 · 강중(强中)[60] · 몽유(夢遺) · 조루(早漏) 등의 증상이 나타난다. 예를 들어 신음(腎陰)이 허하고 상화(相火)가 왕성하면 대부분 허리와 무릎이 시큰거리고 양쪽 다리가 연약무력하며, 도한(盜汗) · 오심번열(五心煩熱) 등의 음허내열(陰虛內熱) · 음허화왕(陰虛火旺) 증상이 동반된다.

60) 강중(强中): 까닭 없이 음경이 발기하여 오랫동안 사그러들지 않고 때때로 정액이 흘러나오는 증상.

(3) 신(腎)병에서 흔히 보이는 증상 및 발생 기전

허번불면(虛煩不眠) · 건망(健忘)

신음(腎陰)이 부족하면 심신(心腎)이 서로 사귀지 못해[心腎不交] 가슴이 답답하고 안절부절못하고 잠을 이루지 못한다. 신정(腎精)이 허손(虛損)되면 수해(髓海)를 충양(充養)하지 못하므로 기억력 감퇴 및 건망증이 발생한다.

이명(耳鳴) · 이롱(耳聾)

신(腎)은 귀로 개규(開竅)하고, 신정(腎精)은 수(髓)를 생성하여 뇌(腦)를 충양(充養)하고, 뇌(腦)는 수(髓)의 해(海)이다. 신음허(腎陰虛)로 인해 신정(腎精)이 넉넉하지 않고 수해(髓海)가 공허하면 현훈(眩暈)이 발생하고 귀에서 매미 소리나 퉁소 소리가 나는 듯하며, 심하면 귀가 잘 들리지 않는다.

손으로 눌렀을 때 귀가 울리지 않거나 경감되면 허증(虛症)이고 손으로 눌렀을 때 더욱 심해지는 것은 실증(實證)이다. 대개 간과 관련한 이명은 실증이고 신과 관련한 이명은 허증이다.

기천(氣喘)

폐(肺)는 호흡을 주관하고, 신(腎)은 납기(納氣)를 주관한다. 신기(腎氣)가 허(虛)하면 납기(納氣) 기능을 상실하므로 기(氣)가 위로 떠오르고, 이로 인해 호기(呼氣)는 많으나 흡기(吸氣)는 적어 숨이 가쁜 증상이 나타난다.

양위(陽痿) · 활정(滑精) · 조루(早漏) · 유정(遺精)

양위(陽痿) · 활정(滑精) · 조루(早漏) · 유정(遺精)은 생식기능이 쇠약하여 나타나는 증상이다. 신양(腎陽)의 허쇠(虛衰)로 명문화(命門火)가 부족하면 대부분 양위(陽痿)가 발생하고, 신기(腎氣)의 허쇠(虛衰)로 정관이 견고하지 않으면 봉장(封藏)과 고섭(固攝)기능을 잃어 대부분 활정(滑精)이나 조루(早漏)가 발생한다. 또한 신음(腎陰)이 허하여 상화(相火)가 망동(妄動)하면, 꿈을 꾸면서 정액이 나오는 몽유(夢遺) 증상이 나타난다. 꿈을 꾸지 않았는데 정액이 나오는 것은 활정(滑精)이라 한다.

요냉산통(腰冷酸痛)·하지위약(下肢痿弱)

허리는 신(腎)의 부(府)이고, 신(腎)은 골(骨)을 주관한다. 신(腎)의 양기(陽氣)가 허손(虛損)되어 신정(腎精)이 충실하지 못하면 허리와 무릎 부위를 온후(溫煦)·자양(滋養)하지 못한다. 또한 한습(寒濕) 혹은 습열(濕熱)이 경맥에 조체(阻滯)하면 기혈운행이 원활하지 못하므로 허리가 차고 시큰거리며 뼈가 연약무력하고 하지가 허약한 증상이 나타난다.

소변불리(小便不利)·요폐(尿閉)·수종(水腫)

대부분 신양(腎陽)의 허손(虛損)으로 기화기능이 실조되고, 이로 인해 수액이 기화되거나 하부로 운반되지 못하여 발생한다. 수액의 원활한 배설이 이루어지지 않으면 소변불리(小便不利) 현상이 나타나고, 기화에 장애가 생기면 소변이 막혀 나오지 않으며, 수사(水邪)가 기부(肌膚)에 범람하면 수종(水腫)이 발생한다.

빈뇨(頻尿)·유뇨(遺尿)

신기(腎氣)가 허쇠함으로 봉장(封藏)과 고섭(固攝)기능이 실조되어 방광의 괄약(括約)기능을 돕지 못하므로 나타나는 증상이다.

골증조열(骨蒸潮熱)

신음(腎陰)이 부족하면 폐음(肺陰)이 허손(虛損)되어, 폐신음허(肺腎陰虛)가 되고 음(陰)이 양(陽)을 제약하지 못하므로 허열(虛熱)이 내부에서 발생하여 뼈가 후끈 달아오르는 증상이 나타난다.

오장의 병기(病機)는 대부분 각 장(臟)의 생리기능 이상과 밀접한 관련이 있다.

심(心)의 병기(病機)는 주로 심주혈맥(心主血脈)의 이상이나 정신정지(精神情志)의 변화로 나타나고, 폐(肺)의 병기(病機)는 주로 폐기(肺氣)의 선발(宣發)과 숙강(肅降)기능실조 및 폐기(肺氣)와 폐음(肺陰)의 손상으로 나타나며, 비(脾)의 병기(病機)는 주로 운화기능실조와 혈액을 통섭(統攝)하는 기능실조로 나타난다. 간(肝)의 병기(病機)는 주로 소설(疏泄)기능의 실조와 간혈 유양기능(濡養機能) 실조 및 간(肝)의 음양제약(陰陽制約)관계의 실조로 나타나고, 신(腎)의 병기(病機)는 주로 장정(藏精)과 수액을 주관하는 기능의 실조 및 신(腎)의 음양실조 등의 방면에서 나타난다. 따라서, 오장병기(病機)의 병리변화를 파악하는 것은 질병을 인식하고 병변의 본질을 파악하는 데 매우 중요하다.

2. 육부병기(六腑病機)

1) 담(膽)의 병기(病機)

담(膽)의 주요 생리기능은 담즙을 저장하고 배설함으로써 비위(脾胃)의 부숙(腐熟)과 운화작용을 돕는 것이다. 담즙은 간(肝)에서 생성되고, 담즙의 분비와 배설은 간(肝)의 소설(疏泄)기능에 의해 조절되므로 담즙의 분비와 배설 장애는 간(肝)의 소설(疏泄)기능 이상과 밀접한 관련이 있다. 담즙의 분비와 배설 장애는 대부분 정지손상(情志損傷)으로 인해 간(肝)의 소설(疏泄)기능에 이상이 발생하거나, 중초(中焦)에서 습열(濕熱)이 훈증(薰蒸)하여 간담(肝膽)의 기기(氣機)를 가로막음으로 인해 간담(肝膽)에 열(熱)이 울결하고 화로 변해 담즙의 배설이 실조되기도 한다. 담즙의 배설상애는 간기(肝氣) 울결을 더 심화시켜 비위(脾胃)의 정상적인 운화기능을 막는다. 게다가 담즙이 위로 역류하여 위기(胃氣) 상역을 초래하면 쓴 물을 토하고, 또한 혈맥을 통해 肌膚(기부)로 넘치면 황달 증상이 나타난다.

그밖에도 "담(膽)이 작은 사람은 매사를 두려워한다", "위협을 받으면 담(膽)이 서늘해진다"고 하는 등의 심리상태를 지칭하여 이른바 "담한(膽寒)", "담허(膽虛)"라고 하는데 이 병기(病機)는 허(虛)나 한(寒)이 아니라 간기울결(肝氣鬱結)로 인해 허열(虛熱)이 내부에 머물면서 위로 심신(心神)을 요동해 나타나는 증상을 의미하는 것이다. 즉, 심(心)이 허하여 겁이 많고 근심하여 결단력이 모자라며 마음이 초조하여 잠을 이루지 못하는 것이다. 담(膽)병에서 자주 나타나는 증상은 구고(口苦) · 협통(脇痛) · 황달(黃疸) · 한열왕래(寒熱往來) 등인데, 그 발생 기전은 다음과 같다.

구고(口苦)

입안에 쓴맛의 느낌이 나는 것을 가리킨다. 대부분 열사(熱邪)가 담(膽)을 훈증(熏蒸)하여 담기(膽氣)가 상역하면 담즙이 입으로 넘치기 때문에 입안이 쓴 것이다.

협통(脇痛)

담(膽)은 오른쪽 옆구리 아래에 위치하고, 담(膽) 경맥은 양 옆구리를 순행한다. 만약 간담(肝膽)의 기기(氣機)가 원활하지 못해 경맥(經脈)이 조체(阻滯)되면 옆구리가 그득하고 아픈 증상이 발생한다.

황달(黃疸)

눈의 흰자위와 피부가 황색으로 변한 것이다. 간담의 소설(疏泄)기능이 실조되면 담즙이 일정한 경로를 따라 순환하지 못하게 되고 혈맥으로 역류하여 피부에 넘치기 때문에 나타나는 현상이다.

2) 위(胃)의 병기(病機)

위(胃)는 장부(臟腑) 중에서 중요한 작용을 담당하는데, 수곡(水穀)을 수납하므로 "수곡(水穀)의 바다"라 일컬어진다. 위(胃)의 주요 생리기능은 수곡(水穀)을 수납(受納)하고 부숙(腐熟)하여 하강을 순조롭게 하는 것이다.

위(胃)의 병기(病機)는 수곡(水穀)을 수납하고 부숙(腐熟)하는 기능에 장애가 발생하여 위(胃)의 하강기능이 실조되거나 위기가 상역하는 등의 병리변화로 발현된다. 이러한 병리변화를 초래하는 원인은 다양하나, 위(胃) 자체로 야기되는 병리변화는 주로 위기허(胃氣虛) · 위한(胃寒) · 위열(胃熱) · 위음허(胃陰虛) 등이다.

(1) 위기허(胃氣虛)

위기허(胃氣虛)는 대부분 음식실조가 반복적으로 지속되거나, 비기허(脾氣虛)로 비(脾)의 운화기능이 실조되거나, 선천적으로 체질이 허(虛)하거나, 오랜 병으로 원기(元氣)가 손상되어 발생한다. 위기(胃氣)가 허하면 음식물을 받아들이고 수곡(水穀)을 부숙(腐熟)하는 기능이 떨어져 식사량이 줄고 입맛이 없으며 완복부가 더부룩한 증상이 발생한다. 위(胃)가 허하여 하강기능이 실조되면 위기(胃氣)가 하강하지 못하므로 음식물이 내려가지 않고 심하면 완복부가 그득하고 아프거나 오심구토 · 트림 · 딸꾹질 등의 증상이 나타난다.

(2) 위 한(胃寒)

위한(胃寒)은 음한(陰寒)이 위에 응결되고 어체(瘀滯)되어 나타나는 증후이다. 대개 복부를 차게 하거나, 날 것과 찬 것을 과식하거나, 지나치게 피로해 중초를 손상시키면 한사가 침습하여 생긴다. 한사(寒邪)가 침습하여 양기(陽氣)를 손상시키면 허한증(虛寒證)이고, 양기(陽氣)가 억제되면 실한증(實寒證)이다. 한사(寒邪)가 위에 응결되고 어체되면 경맥이 오그라들므로 기의 순행이 막혀 위완부에 동통이 생긴다. 한(寒)은 실사(實邪)로 양을 만나면 사라지고 찬 것을 만나면 응결되므로 동통은 찬 것을 만나면 심해지고 따듯한 것을 만나면 덜해진다. 목이 마르지 않은 것은 음한(陰寒)이 진액을 소모시키지 않았고 체내에 한사(寒邪)가 왕성하기 때문인데 이러한 위한증(胃寒證)은 실증에 속한다. 병이 지속되고 동통이 반복해서 나타나면 양기(陽氣)가 소모되어 점차 허증이 나타난다.

위기(胃氣)가 허한(虛寒)하여 수곡정미(水穀精微)를 온화(溫化)하지 못하면 체내에 수액이 정체되어 수음(水飮)이 생성되는데 수음이 위(胃)에 생성되면 위완부에서 꾸룩꾸룩 물소리가 나고 위기(胃氣)를 따라 위로 오르면 맑은 물을 토하게 된다. 양기(陽氣)가 모자라는 것은 허증이고, 체내에 수음(水飮)이 정체되는 것은 실증으로 질병은 허에 실이 겸한 증후로 발전된다.

(3) 위 열(胃熱)

열(熱)과 화(火)는 같은 종류에 속한다. 위열(胃熱)은 위에 화열(火熱)이 왕성하여 나타나는 증후이다. 위열(胃熱)·위화(胃火)는 주로 열사(熱邪)가 위(胃)에 침범하거나, 술이나 기름진 것, 매운 음식을 즐겨 먹음으로 인해 화열(火熱)의 발생을 돕거나, 기체(氣滯)·어조(瘀阻)·담(痰)·습(濕)·식적(食積) 등이 울결되어 열로 변하여 발생한다. 이외에 간담(肝膽)의 화(火)가 횡역(橫逆)하여 위(胃)를 침범하여도 위열(胃熱)이 발생한다. 위열(胃熱)은 위(胃)의 수곡부숙(水穀腐熟) 기능을 항진시켜 음식을 많이 먹어도 쉽게 배가 고파진다. 위(胃)에서 화열(火熱)이 성하여 진액을 소모시키면 목이 마르고 찬 것을 마시기 좋아하고, 화열(火熱)이 내부에 울결되면 대변이 굳어 변비 증상이 나타난다. 열

(熱)은 치솟는 성질이 있어서 위(胃)의 하강기능을 방해하여 담열(膽熱)을 야기하여 속이 메스껍고 쓴 물을 토한다. 또한 위의 낙맥은 잇몸을 연결하므로 위화(胃火)가 경맥을 따라 치솟으면 이가 아프고 잇몸이 붓거나 혹은 피가 나고, 위의 탁기(濁氣)가 오르면 입에서 역한 냄새가 난다. 심지어는 위부(胃腑)의 경맥을 손상하므로 혈(血)이 상부로 넘쳐 토혈(吐血) 증상이 발생하기도 한다. 위열(胃熱)이 오랫동안 치성하면 반드시 음액이 소모되므로 위음허(胃陰虛)를 초래한다.

(4) 위음허(胃陰虛)

위음허(胃陰虛)는 위의 음액(陰液)이 허손되어 수납(受納)과 부숙(腐熟)기능이 감퇴된 것을 가리킨다. 대부분 오랜 병이 회복되지 않아 전신의 정혈(精血)이 부족해지거나, 열병 후기에 열사(熱邪)가 오랫동안 머물러 음액을 손상시키므로 발생한다. 위(胃)는 건조한 것을 싫어하고 윤택한 것을 좋아하므로 위음(胃陰)이 고갈되면 위(胃)의 음식물 수납기능과 수곡부숙(水穀腐熟)기능이 극도로 약화되어 배가 고프나 음식 생각이 없고 설질(舌質)이 붉고 설태(舌苔)가 없으며, 심해지면 혀가 마치 거울처럼 반질반질해진다. 위음허(胃陰虛)하여 하강기능이 실조되고 위기(胃氣)가 상역하면 완복부가 더부룩한 허비(虛痞)[61] 증상과 속이 메스꺼우며 헛구역질이 나는 증상이 빈번하게 나타난다. 심하면 위기(胃氣)가 쇠하여 입안이 붓고 허는 구미(口糜) 증상이 나타나고 냄새가 나기도 한다.

(5) 위(胃)병에서 나타나는 증상 및 그 발생 기전

트림 · 딸꾹질 · 오심 · 구토

대부분 위(胃)의 하강기능이 실조되면 위기(胃氣)가 상역하므로 트림 · 딸꾹질 · 오심 · 구토가 발생한다.

---

61) 허비(虛痞) : 형체가 만져지지 않는 비증(痺證)을 말한다. 대부분 음식으로 중초(中焦)를 손상하고 피로가 지나치거나 혹은 장부의 음양(陰陽)이 휴손(虧損)하여 기기(氣機)가 무력해짐으로 발생한다. 『경악전서(景岳全書)』에서 "비(痞)는 막혀서 통하지 않음을 말하는 것이다."라고 하였다.

소곡선기(消穀善饑)

위에 열이 많으면 부숙(腐熟)기능이 항진하여 수곡(水穀)의 소화가 빨라지기 때문에 음식을 배(倍)로 먹어도 쉽게 배가 고파지는데 이것을 소곡선기(消穀善饑)라 한다.

납매식소(納呆食少)

위기(胃氣)가 허약하면 부숙(腐熟)기능이 감퇴하고 하강기능이 실조되어 식욕부진으로 식사량이 줄어드는 증상이 발생하는데 이를 납매식소(納呆食少)라 한다.

위완창통(胃脘脹痛)

대부분 정지울결(情志鬱結)이나 숙식(宿食)의 정체로 위기(胃氣)가 울결되고 이로 인해 하강기능이 실조되어 기기(氣機)가 막혀 통하지 않으므로 위완창통(胃脘脹痛) 증상이 나타난다. 위완부가 더부룩하고 아픈 증상을 말한다.

3) 소장병기(小腸病機)

소장의 생리기능은 미즙 형태로 소화된 음식물을 위(胃)로부터 받아들여 소화와 흡수를 진행하고, 수곡(水穀)의 정미(精微)물질을 비(脾)로 보냄으로써 전신을 영양함[受盛化物]과 아울러 나머지 조박(糟粕)[62]과 수액을 대장이나 방광으로 내려보내[泌別淸濁] 체외로 배출하는 것이다.

소장의 생리기능에 이상이 생기면 위(胃)가 초보적으로 소화시킨 음식물을 받아들이지 못하는 상황에서 다시 먹으면 배가 아프고 구토 혹은 설사를 일으킨다. 소장의 화물(化物)작용이 감소하면 식후에 속이 더부룩하고 대변이 묽으며 설사와 소화불량 등의 증상이 발생한다. 비별청탁(泌別淸濁) 기능이 실조되면 청탁(淸濁)이 뒤섞여 구토(嘔吐)와 설사(泄瀉)가 번갈아 발생하고 복부(腹部)가 심하게 아픈 등의 증상이 나타난다.

소장의 생리기능은 음식물의 소화·흡수·수액대사 과정에서 매우 중요한 작용을 하는데 소장의 이러한 기능은 비의 승청과 위의 강탁 기능을 종합한 것이므로 임상에서는 항상 소장의 기능실조(機能失調)는 비(脾)의 승청(昇淸)과 위(胃)의 강탁(降濁) 기능실조

62) 조박(糟粕) : 약이나 음식물 등에서 필요한 것을 뽑아내고 남은 찌꺼기. 예를 들어 위장에서 소화되어 영양분은 흡수되고 남는 것이다.

에 귀속시킨다.

임상에서 흔히 보이는 증상은 다음과 같다.

설사(泄瀉)

소장의 비별청탁(泌別淸濁) 기능이 실조되어 청탁(淸濁)을 구별하지 못하므로 대변에 수기(水氣)가 그대로 뒤섞여 내려오므로 대변 횟수가 증가하고 설사가 발생하는 것이다.

요적작통(尿赤灼痛)

소변이 황적색을 띠고 배뇨 시에 작열감(灼熱感), 즉 덴 것처럼 통증이 오는 증상이다. 심과 소장은 표리(表裏) 관계로 소장은 맑은 것과 탁한 것을 구별하는 기능을 하고 방광을 통해 수액을 배출한다. 요적작통(尿赤灼痛)은 대부분 심열(心熱)이 경맥을 따라 소장으로 들어가거나, 습열(濕熱)이 아래로 흘러들어 발생한다. 소장의 열은 아래로 방광에 영향을 미쳐 요빈(尿頻)·요급(尿急)·요통(尿痛) 등을 초래한다.

4) 대장병기(大腸病機)

대장(大腸)의 생리기능은 소장이 아래로 보낸 내용물을 접수하여 그 속의 잉여 수분을 흡수하고 대변을 생성하여 체외로 배설하는 즉 전도조박(傳導糟粕) 기능이다. 그러므로 대장(大腸) 병변은 주로 비정상적인 대변과 관계가 있다. 즉 전도(傳導)가 빨라지면 진액 흡수를 제대로 못해 대변이 묽어지므로 설사를 유발하고, 전도(傳導)가 느려지면 진액 흡수가 지나쳐 대변이 굳어지므로 변비를 유발한다.

대장(大腸)의 전도조박(傳導糟粕)기능이 실조되면 습열(濕熱)이나 한습(寒濕) 혹은 음식손상으로 인한 식체불화 등의 요인으로 설사가 발생한다. 또한 습열(濕熱)과 한열(寒熱)이 대장(大腸)의 기혈과 엉켜 울체(鬱滯)되어 적백색의 걸쭉한 대변이 나오고 대변을 보고 나도 뒤가 무직한 이급후중(裏急後重) 등의 증상이 발생한다. 또한 비위(脾胃)의 운화기능 실조와 비신(脾腎)의 기허(氣虛)로 고섭작용(固攝作用)이 실조되어 설사와 대변실금, 심하면 탈항(脫肛) 등의 증상이 나타난다.

임상에서 흔히 보이는 증상은 다음과 같다.

설사(泄瀉)

원인에 따라 나타나는 증상이 다양하다. 식체(食滯)가 원인인 경우에는 배가 더부룩하고 통증이 있으며, 방귀 냄새가 심하고, 설사 냄새도 심하다. 한습(寒濕)이 원인은 경우에는 변이 물같이 묽으며, 복통이 심하고, 설사에 하얀 점액질이 섞여 있다. 중기하함(中氣下陷)이나 신기불고(腎氣不固)가 원인인 경우에는 설사가 오래 계속되고, 탈항이 되며 더 심하면 대변을 실금(失禁)한다.

변비(便秘)

대개 기허(氣虛)로 인해 대장(大腸)의 추동(推動)기능이 무력하거나, 조열(燥熱)로 인해 대장의 진액이 건조해져 대장(大腸)의 전도가 원활하지 않으므로 발생한다.

이질(痢疾)

복부가 아프고 대변횟수가 늘어나면서 적백색의 농혈(膿血)이 섞인 하리(下痢)가 나오고, 금방 변이 나올 것 같으나 시원하게 나오지 않고 뒤가 묵직한(裏急後重) 증상이 나타난다. 대개 습열(濕熱)이나 습탁(濕濁)이 내장(大腸)에 쌓여 장락(腸絡)을 손상함으로 써 기체혈어(氣滯血瘀)하여 발생한다.

치(痔)

현대에는 치질(痔疾)이라 하고, 치창(痔瘡)·치핵(痔核)이라고도 한다. 대개 무절제하게 음식을 섭취하거나 맵고 기름진 음식을 과다하게 섭취함으로 인해 발생한 습열(濕熱)이 항문으로 흘러들거나, 변비 또는 다산(多産)으로 인해 항문 부근의 혈맥이 막혀 어혈(瘀血)과 습열(濕熱)이 항문에 흘러들어 이것이 오래되면 치질이 발생한다.

장옹(腸癰)

장(腸)에 습열이나 어혈이 뭉쳐 기혈순환에 장애가 발생하여 생긴다. 『동의보감(東醫寶鑑)』에 장옹 때는 아랫배가 붓고 누르면 아프며 땀이 나면서 열이 나다가 오한(惡寒)이 나고 뱃가죽이 팽팽해져 부은 것 같이 된다고 하였다.

5) 방광병기(膀胱病機)

방광은 소변을 저장하고 배설하는 기관으로 그 경맥은 신(腎)에 낙(絡)하고 신(腎)과 표리관계를 이룬다. 방광의 병기는 주로 방광의 기화(氣化)기능이 원활하지 못한 것이 그 원인이고, 이것은 신(腎)의 기화(氣化)기능 실조와 밀접한 관계가 있다. 대개 배뇨 이상으로 증상이 나타난다.

배뇨곤란(排尿困難) · 요폐(尿閉)

대부분 한습(寒濕) 또는 습열(濕熱)의 사기(邪氣)가 내부에 침입하거나, 신양(腎陽)과 신기(腎氣)가 허손되어 신(腎)의 기화(氣化) 기능에 이상이 생기는 등의 원인으로 방광의 기화기능이 실조되고 이로 인해 소변배출이 원활하지 못한 것이다.

요빈(尿頻) · 요급(尿急) · 요통(尿痛)

대개 습열사기(濕熱邪氣)가 방광에 흘러들어 발생한다.

유뇨(遺尿) · 소변실금(小便失禁)

대부분 신허(腎虛)로 인해 고섭(固攝)기능이 실조되면 방광이 구속하는 기능을 잃어 소변이 나오는 것을 자각하지 못하거나, 혹은 소변빈삭(小便頻數)하고 자제하기 어려운 것을 말한다.

6) 삼초병기(三焦病機)

삼초(三焦)는 육부(六腑)의 하나로서 상초(上焦) · 중초(中焦) · 하초(下焦)를 합한 명칭이다. 삼초(三焦)는 기(氣)와 진액(津液)이 다니는 통로이며, 기(氣)의 승강출입(昇降出入)이나 진액의 수포(輸布)와 배설은 모두 삼초(三焦)의 원활한 운행에 의해 이루어진다. 그러므로 삼초(三焦)의 병기(病機)는 주로 삼초기기(三焦氣機)의 불리(不利)와 진액운행의 불창(不暢)으로 나누어 진다.

(1) 삼초기기(三焦氣機)의 불리(不利)

삼초(三焦)는 기(氣)가 다니는 도로이고, 기(氣)의 운행은 삼초(三焦)에 분포된 장부와 관계가 있다. 그러므로 삼초기기(三焦氣機)의 불리(不利)는 대개 병변부위에 위치한 장부의 기기불리(氣機不利)로 표현된다. 만약 상초(上焦)의 기기(氣機)가 불리하게 되면 폐(肺)의 선발(宣發)·숙강(肅降)기능이 제대로 발휘되지 않거나, 심기(心氣)가 혈행을 추동하는 것이 불리해진다. 중초(中焦)의 기기(氣機)가 불리해지면 대개 비승위강(脾昇胃降)의 기능이 실조되거나, 간담(肝膽)의 소설(疏泄)기능이 실조된다. 하초(下焦)의 기기(氣機)가 불리해지면 장(臟)의 비별청탁(泌別淸濁)과 전도조박(傳導糟粕)의 기능이 실조되거나, 신(腎)과 방광의 기화(氣化)와 승청강탁(昇淸降濁)의 기능이 장애를 받게 된다. 따라서 『중장경(中藏經)』에 "삼초(三焦)가 동하면 내외(內外)·좌우(左右) ·상하(上下)가 모두 통한다.", "삼초(三焦)의 기(氣)가 조화로우면 내외(內外)가 조화롭고, 역(逆)하면 내외도 역(逆)한다"고 하였다. 삼초기기(三焦氣機)가 불리해지면 병변부위의 장부가 기능을 잃게 되는 것 외에 병변부위에 항상 답답하고[悶]·더부룩하고[脹]·아픈[痛] 등의 기체(氣滯) 증상이 나타난다.

(2) 진액운행의 불창(不暢)

진액은 삼초(三焦)를 통로로 하여 운행되고, 진액에 대한 추동과 조절은 폐(肺)·비(脾)·신(腎) 세 장(臟)의 협조로 완성된다. 상초(上焦)에 위치한 폐(肺)의 선발(宣發)·숙강(肅降) 및 통조수도(通調水道) 기능이 상실되고, 중초(中焦)에 위치한 비(脾)는 운화(運化)기능이 원활하지 못하며, 하초(下焦)에 위치한 신(腎)의 기화(氣化), 승청강탁(昇淸降濁) 및 개합(開闔) 작용이 무력해지면 진액의 수포와 배설에 장애를 일으켜 정체되면 습(濕)·담(痰)이나 수종(水腫)이 발생한다.

3. 기항지부(奇恒之腑)의 병기(病機)

1) 뇌(腦)의 병기(病機)

뇌는 인체의 가장 중요한 기관으로, 사람의 정신 · 의식과 사유활동, 눈 · 귀 · 코 · 혀의 보고 듣고 냄새 맡고 맛보는 등의 감각활동 및 지체활동 · 언어활동 등은 모두 뇌의 생리기능에 속한다. 그러므로 뇌 기능의 정상여부는 곧바로 사람의 정신의식 및 보고 듣고 말하고 행동하는 등의 생리기능에 영향을 끼치게 된다.

뇌(腦)는 수(髓)가 모여 형성된 것이므로 "수해(髓海)"라고 한다. 뇌수(腦髓)는 신(腎)의 정기(精氣)가 변화하여 생성된 것이다. 그러므로 신(腎)의 정기(精氣)가 허손(虛損)되면 정(精)이 수(髓)를 생성하지 못하고, 수(髓)가 허하여 뇌(腦)를 영양하지 못하므로 뇌수(腦髓)가 공허해져 뇌 기능의 실조를 초래한다. 이로 인해 정신의식이 쇠약해지고 지력이 감퇴하며 보고 듣는 것과 언어활동이 둔화되고 지체가 불편하거나 연약하여 잘 쓰지 못하는 등의 병리표현이 발생한다. 따라서 뇌의 병변은 대부분 선천적으로 허약하거나, 뇌를 과도하게 쓰거나, 고령으로 인해 정기(正氣)가 허약하거나, 병이 오랫동안 회복되지 않으므로 인해 신정(腎精)이 부족해져 발생한다. 또한 뇌(腦)의 기능은 기 · 혈 · 진액 · 수곡(水穀)의 충양(充養)에 의존하므로 오장(五臟)의 생리기능이 실조되면 뇌(腦)의 생리기능 실조를 야기하여 정신정지(精神情志)활동이상 등의 병리상태를 초래한다.

머리는 모든 양(陽)이 모이는 곳이므로 뇌(腦)의 생리활동은 양기(陽氣)가 오르는 것에 의존한다. 그러므로 양기(陽氣)가 상승하지 못하면 두목현훈(頭目眩暈) · 이목실총(耳目失聰) 등의 증상이 발생한다.

2) 수(髓)와 골(骨)의 병기(病機)

수(髓)는 뼈 속 골강(骨腔)에 위치하며 골수(骨髓) · 척수(脊髓)와 뇌수(腦髓)를 포함한다. 주요한 생리기능은 골격을 영양하여 생장 · 발육케 하고, 뇌수(腦髓)를 충양(充養)하여 충만케 하며, 정신의식활동을 정상적으로 발휘하도록 한다. 신정부족(腎精不足)이나 수곡정미(水穀精微)의 결핍으로 정(精)이 수(髓)를 생성하지 못하면 수(髓)에 병변이 발생한다. 병리현상은 수(髓)가 허하므로 골(骨)의 영양이 실조되어 골격이 연약하고 잘 굴신(屈伸)하지 못하거나 쉽게 부러지며, 뇌를 영양하지 못하여 뇌수(腦髓)가 허약해지므로 정신의식이 쇠약해진다.

골(骨)은 인체의 중요한 기틀이 되므로 강한 성질을 가지고 있다. 골의 내부에 위치한 수(髓)는 골(骨)을 영양하므로 골(骨)의 생장과 기능은 신중(腎中) 정기(精氣)의 성쇠와 밀접한 관계가 있다. 대부분 선천적인 품부(稟賦)가 부족하거나, 후천적인 영양부족으로 인해 정수(精髓)가 결핍되고 골(骨)이 영양 받지 못하여 병증이 발생한다. 골(骨)의 병기(病機)는 골(骨)의 영양이 실조되어 연약무력해지거나 휘는 등의 변형으로 나타난다. 또한 오랫동안 서 있지 못하거나 걸으면 다리가 떨리는 등의 병증이 발생하기도 한다.

과로로 인해 신(腎)이 손상되어 신정(腎精)이 허약해지거나, 열사(熱邪)가 오랫동안 음액을 졸여 신정(腎精)에 영향을 미치거나, 또는 명문상화(命門相火)가 항성함으로 인해 신정(腎精)이 손상되면 골(骨)이 마르고 수(髓)가 줄어들어 골위(骨痿)의 병증이 나타난다.

3) 맥(脈)의 병기(病機)

맥(脈)은 "혈지부(血之府)"로 기혈(氣血)이 운행되는 통로이다. 정상적인 상태에서 맥(脈)은 잘 통해야 하고, 동시에 영혈(營血)을 조절하여 맥내(脈內)로 행하게 하고 맥외(脈外)로 넘쳐나지 않게 한다. 맥의 주요 병변은 기혈이 소통하지 못하는 것과 영혈(營血)이 외부로 넘쳐나는 것이다.

진액이 고갈되어 맥의 영양이 실조되거나, 담탁(痰濁)이 내생함으로 인해 기기(氣機)가 원활하지 않거나, 한사(寒邪)가 응체하여 어조(瘀阻)되면 맥도(脈道)가 불리해져 기체혈어(氣滯血瘀)를 초래한다. 반대로 기(氣)가 정체하거나 혈이 어조(瘀阻)되어도 맥도(脈道)의 원활한 소통에 영향을 미친다. 만약 맥도(脈道)가 원활하게 소통되지 않으면 기혈의 흐름이 원활하지 않고, 심하면 응체된 기혈이 소통을 막으므로 기혈이 응체된 부위에 동통(疼痛)·창통(脹痛)·마비 증상이 나타나며 심지어는 국부피부의 위축·괴사 등이 발생한다.

맥(脈)은 영기(營氣)를 에워싸서 영혈(營血)이 경맥 밖으로 빠져나가는 것을 방지하는데, 실제로 이러한 맥(脈)의 생리기능은 기(氣)의 고섭(固攝)작용과 비(脾)의 통혈(統血)작용에 의해 발휘된다. 만약 비기(脾氣)가 허손(虛損)되거나 원기(元氣)가 부족하여 혈(血)을 통섭(統攝)하지 못하게 되고, 맥도가 영혈(營血)을 조절하는 기능이 감퇴되면 각종 출혈 증상이 나타난다.

4) 여자포(女子胞)의 병기(病機)

여자포(女子胞)는 포궁(胞宮) 또는 자궁(子宮)이라고 한다. 여자포(女子胞)의 주요 기능은 월경과 임신 및 태아의 발육이다. 외사(外邪)의 감수나, 정지(情志)의 손상이나, 장부의 병변이나, 경락의 실조는 여자포(女子胞)의 생리기능을 실조시키고 그 병변은 주로 월경・대하・태아・출산의 이상으로 나타난다. 여자포의 생리기능 실조를 초래하는 원인은 매우 많으나, 중요한 것은 다음의 세 가지다.

(1) 기혈실조(氣血失調)

여자의 월경・임신・출산・수유(授乳) 등은 모두 혈(血)을 바탕으로 하므로 여자는 혈(血)을 근본으로 한다는 말도 있다. 혈(血)의 작용은 기(氣)에 의지하여 발현되므로 기혈(氣血)이 조화로워야 혈(血)이 그 생리기능을 충분하게 발휘할 수 있다. 따라서 기혈(氣血)이 조화롭지 않으면 반드시 자궁의 생리기능에 영향을 미쳐 각종 병리변화가 발생한다.

자궁의 기혈부족은 비위(脾胃)가 허약해져 기혈이 제대로 생산되지 못함으로 인해 충임맥의 기혈이 줄어들어 자궁으로 가는 기혈이 부족하기 때문에 발생한다. 기허(氣虛)로 비(脾)가 혈(血)을 통섭(統攝)하지 못하여 충맥(衝脈)의 고섭(固攝)작용이 실조되면 월경이 예정보다 앞당겨 오고 양이 지나치게 많으며 월경주기가 연장되고, 심하면 붕루(崩漏) 등의 증상이 나타난다. 만약 화(火)가 성하여 기(氣)가 상역하면 혈(血)이 화기(火氣)를 따라 치솟게 됨으로 월경이 올 때 코나 입으로 피가 나온다. 이것을 "도경(倒經)"이라 한다.

기체(氣滯)・혈어(血瘀)・기혈(氣血)부족・양기(陽氣)부족으로 자궁이 허(虛)하고 차면 혈액운행이 원활하지 못하므로 월경이 예정일보다 늦고 양이 적어지고 색이 묽어지며 월경 후 소복부가 빈 듯한 느낌이 들고 심하면 폐경(閉經) 등의 증상이 나타난다.

한습(寒濕)이나 습열(濕熱)이 하주(下注)해도 자궁의 생리기능이 실조되는데, 이것도 기혈의 조화가 파괴되어 생기는 것이다. 한습(寒濕)이 자궁에 정체되면 통경(痛經)·폐경(閉經) 및 백대하(白帶下) 증상이 나타나고, 습열(濕熱)이 자궁에 정체하면 황적색 대하(帶下)나 붕루(崩漏) 증상이 나타난다.

(2) 심·간·비·신의 기능실조

심·간·비·신의 기능이 실조되면 기혈실조를 초래할 뿐만 아니라, 자궁 기능도 실조될 수 있다.

심(心)의 기능실조가 자궁에 미치는 영향

과도한 사려(思慮)로 인해 심(心)이 손상되면 심혈(心血)이 암암리에 소모되고, 이로 인해 영혈(營血)이 부족해지며, 영혈(營血)이 부족하여 임·충맥이 허해져 혈해(血海)가 영양받지 못하면 월경불순·폐경·불임의 증상이 나타난다. 과도하게 마음을 써서 심음(心陰)이 소모되면 음이 양을 제약하지 못하여 심화(心火)가 항성해 상화(相火)를 일으키므로 혈해(血海)가 요동하여 월경과다와 붕루(崩漏)의 증상이 나타난다.

간(肝)의 기능실조가 자궁에 미치는 영향

간기울결(肝氣鬱結)로 기혈(氣血)이 뭉쳐 자궁의 혈액순환이 원활하지 않으면 월경통·폐경·징가(癥瘕)[63] 등의 증상이 나타난다. 크게 노(怒)하면 간(肝)을 상하고 승설(昇泄)이 과도하게 되어 월경이 예정보다 앞당겨 오고 양이 많아질 뿐만 아니라, 간기상역(肝氣上逆)으로 인해 혈(血)이 기(氣)를 따라 치오르므로 월경이 올 때 코피가 나거나 토혈(吐血) 증상이 발생한다.

---

63) 징가(癥瘕) : 아랫배 속에 덩어리가 생긴 병증. 『제병원후론(諸病源候論)』에서 "덩어리가 고정되어 이동하지 않는 것을 징(癥)이라고 하고, 덩어리가 뭉쳐진 것이 있어 밀면 이동하는 것을 가(瘕)라고 한다."고 하였다. 후세에는 일반적으로 딴딴하고 밀어서 이동하지 않으며 통증 부위가 고정된 것을 "징(癥)"이라 하였고, 흩어지고 모이는 것이 일정하지 않고 통증 부위가 고정되어 있지 않은 것을 "가(瘕)"라고 하였다. 징가(癥瘕)는 배꼽아래 생기는 수가 많으며 부인에게서 흔히 보인다.

비(脾)의 기능실조가 자궁에 미치는 영향

음식이 부적절하거나 피로·권태 혹은 근심 등으로 인해 비(脾)가 손상되면, 기혈생산의 원천이 부족하여 혈해(血海)가 공허해진다. 이로 인해 월경량이 적어지고 월경주기가 일정하지 않으며, 심하면 폐경(閉經)이 온다. 기(氣)가 쇠함으로 인해 비(脾)가 혈을 통섭(統攝)하지 못하면 월경과다 증상이 나타나며, 심하면 붕루(崩漏)가 그치지 않는다. 비양(脾陽)이 운화(運化)되지 않으면 습탁(濕濁)이 내생하여 자궁으로 흘러 묽은 대하가 나온다. 또한 중기(中氣)가 허하여 하함(下陷)하면 장기를 들어올리는 힘이 감퇴하고, 이로 인해 자궁이 하수되고 심하면 자궁탈수(子宮脫垂) 증상이 나타난다.

(3) 충맥(衝脈)·임맥(任脈) 실조

충맥(衝脈)과 임맥(任脈)은 모두 자궁에서 기시(起始)하는데, 충맥(衝脈)은 혈해(血海)가 되고, 임맥(任脈)은 임신을 주관한다. 자궁이 원활한 생리기능 활동을 하는데 있어 충맥(衝脈)과 임맥(任脈)의 충만한 기혈은 물질적 기초가 된다.

충임맥(衝任脈)이 실조되는 원인은 많으나, 결국은 허·실의 두 측면에서 벗어나지 않는다. 예를 들면 찬 것을 즐겨 마시거나 한사(寒邪)를 감수하면 기혈이 응체되고, 열사(熱邪)가 맥내(脈內)를 어지럽히면 혈을 핍박하여 망행하며, 습열(濕熱)이 아래로 흐르면 경맥의 기혈이 불리해지고, 정지(情志)가 울결되면 기체혈어(氣滯血瘀)가 발생하며, 크게 노(怒)하면 기(氣)가 역란하여 화(火)를 동(動)하므로 혈액운행이 혼란해지고, 노권(勞倦)이 과도하여 기(氣)가 손상되어 기허(氣虛)하면 혈을 통섭하지 못한다. 이것은 모두 기혈의 조화를 깨뜨리므로 운행을 실조시켜 충임맥(衝任脈) 실조 및 자궁기능의 문란을 초래한다.

충맥(衝脈)과 임맥(任脈)은 간신(肝腎)과 관계가 있으므로 충임맥(衝任脈)의 병변은 대부분 간(肝)과 신(腎)의 병변에 영향을 받는다. 또한 충맥(衝脈)은 양명(陽明)에 예속되어 있어 비위(脾胃)의 운화기능실조와 밀접한 관계가 있으므로 충(衝)·임맥(任脈)의 실조는 두 맥(脈) 자체에만 국한된 것이 아니라 전신의 기능상태와 밀접한 관련이 있다. 따라서 월경문란·월경통·붕루(崩漏)·대하(帶下) 혹은 조산(早産)·유산(流産) 등의 병증은 대부분 선천적인 신정(腎精)·신기(腎氣)부족 혹은 후천적인 비위결손(脾胃缺損)과 관계가 있다.

제2절 경락병기(經絡病機)

발병인자가 직접 혹은 간접적으로 경락 계통에 작용하여 질병을 일으키는데, 경락병기란 이러한 질병의 발생, 발전과 변화 과정 중에서 경락의 생리기능이 실조(失調)된 것을 말한다. 경락은 전신의 기혈을 운행시키고 장부와 사지, 관절을 연락하고, 상하내외를 두루 통하여 체내 각 부분을 유기적으로 연결하는 통로이다. 그러므로 경락병기(經絡病機)는 기혈을 운행・연결・조절하는 제반 기능의 실조(失調)를 가리킨다.

경락(經絡)은 경맥(經脈)과 낙맥(絡脈)을 포괄하는데, 경맥(經脈)은 줄기이며 낙맥(絡脈)은 경맥(經脈)의 가지이다. 경맥(經脈)은 십이경맥(十二經脈)과 기경팔맥(奇經八脈)의 구분이 있다. 각각의 경맥(經脈)은 모두 서로 다른 운행노선이 있고, 각자 상응하는 장부와 특정한 낙속(絡屬)관계가 있다. 경맥(經脈)의 순행노선이 각기 다르기 때문에 발병인자가 특정 경맥에 침입하면 그것이 순행하는 부위를 따라 각종 이상 증상과 징후가 나타나게 된다. 십이경맥(十二經脈)과 장부(臟腑)는 특정한 낙속(絡屬)관계를 가지기 때문에 십이경맥에 병이 있으면 상응하는 장부에 영향을 주어 장부의 병리변화를 나타낸다.

경락(經絡)의 기본적인 병기(病機)는 크게 경락기혈의 성쇠(盛衰)와 경락기혈의 운행실조(運行失調) 두 가지 방면으로 나타난다.

1. 경락기혈의 성쇠(盛衰)

1) 경락기혈의 편성(偏盛)・편쇠(偏衰)

경락기혈이 어느 한쪽에 성하면 그 낙속(絡屬)된 장부와 연계된 조직기관에 영향을 미쳐 어느 한 장부의 기능항진을 촉진하므로 각 경락・장부 생리기능의 협조와 평형을 파괴하여 발병한다. 경락기혈이 지나치게 편쇠(偏衰)하면 낙속(絡屬)된 장부・조직기관의 생리기능 감퇴를 초래하여 발병한다.

예를 들면 『내경(內經)』에서 족양명위경(足陽明胃經)의 성쇠와 허실을 논할 때 "기(氣)가 성하면 몸의 앞쪽에 모두 열이 나고, 기(氣)가 위(胃)에서 남아돌면 소화가 잘되어 쉽게 배가 고프며 소변이 황색을 띤다. 기(氣)가 부족하면 몸의 앞쪽이 차가워지며, 만약 위(胃)에 한(寒)이 있으면 창만(脹滿)해진다"[64]고 하였고, 또한 "족양명경(足陽明經)에서 별출(別出)한 낙맥은 …… 사기(邪氣)가 실하면 전광(癲狂) 증상이 발생하고, 정기(正氣)가 허하면 양다리를 추스르지 못하고 경골(脛骨)의 기육(肌肉)이 야윈다"[65]고 하였다. 이것은 바로 족양명위경의 경기(經氣)가 성(盛) 혹은 실(實) 혹은 허(虛)하여 관련부위 및 낙속(絡屬)된 장부기관에 병변을 일으키는 것을 가리킨다. 그러므로 경락기혈의 성쇠(盛衰)는 낙속(絡屬)된 장부조직에 직접적으로 영향을 미쳐 상응하는 기혈의 성쇠(盛衰)나 기능실조를 초래한다.

2) 경락기혈의 쇠갈(衰竭)

경락기혈(經絡氣血)의 쇠갈(衰竭)은 경기(經氣)가 고갈되거나 끊어짐으로 인해 기혈 역시 이를 따라 쇠갈해 병정(病情)이 위중하게 되어 생명에 지장을 초래하는 병리상태를 말한다. 각 경맥(經脈)의 순행부위가 다르고 그 낙속(絡屬)하는 장부의 기능이 다르므로 경맥(經脈)의 기혈이 쇠갈할 때 나타나는 증후 역시 각기 특징이 있다. 이를 『소문(素問)·진요경종론(診要經終論)』에서는 다음과 같이 표현하였다.

태양경(太陽經)의 경기(經氣)가 끊어질 때

두 눈을 위로 치켜 뜨고 눈동자를 움직이지 못하며, 몸이 활처럼 뒤로 젖혀지고, 사지(四肢)의 경맥(經脈)이 땅기거나 늘어지며, 얼굴이 창백하고 절한(絶汗) 증상이 나타난다. 절한 증상이 나타나면 곧 죽는다.

소양경(少陽經)의 경기(經氣)가 끊어질 때는

귀가 들리지 않고 전신의 골절이 모두 늘어지며 마치 놀라서 직시하는 것처럼 눈동자

---

64) 氣盛則身以前皆熱, 氣有餘于胃, 則消穀善饑溺黃色, 氣不足則身以前寒慄, 胃中寒則脹滿. 『靈樞·經脈』

65) 足陽明之別……實則狂顚, 虛則足不收, 脛枯. 『靈樞·經脈』

를 돌리지 못하면 하루 반나절만에 죽는다. 죽을 때는 안색이 먼저 푸른색을 띠다가 흰색으로 변하면 곧 죽는다.

양명경(陽明經)의 경기(經氣)가 끊어질 때는

입과 눈이 땅기면서 일그러지고 잘 놀라며, 헛소리를 하고 얼굴은 황색을 띠며, 양명경맥(陽明經脈)이 지나는 모든 상하 부위에서 사기(邪氣)가 성한 증상이 나타나고 기부(肌膚)가 마비되어 무감각하면 곧 죽는다.

소음경(少陰經)의 경기(經氣)가 끊어질 때는

얼굴색이 검어지고 잇몸이 위축되어 이가 길어 보이고 때가 묻은 것 같으며(안색이 검은 것은 수색(水色)이 외부로 나타난 것이다. 이빨이 길이 보이고 때가 낀 듯한 것은 신(腎)이 허하여 골(骨)을 유양하지 못한 것이다.), 복부가 창만(脹滿)해지는데, 상하(上下)가 막혀 통하지 않으면 곧 죽는다.

"상하가 통하지 않는다"에 대해서는 두 가지 해석이 있는데, 하나는 심신(心腎)이 사귀지 못한다는 것이고, 다른 하나는 족소음신경(足少陰腎經)은 복부를 순행하므로 그 경기가 끊어지면 복부가 창만해지고, 신(腎)은 전음(前陰)과 후음(後陰)으로 규(竅)를 열므로 신경(腎經)의 경기(經氣)가 끊어지면 하규(下竅)가 막힌다는 것이다. 복부가 창만(脹滿)하고 하규(下竅)가 막히면 위(胃)로는 음식물을 섭취할 수 없고 아래로는 배설하지 못한다. 그러므로 상하가 통하지 않고 심신(心腎)이 단절되어 죽게 되는 것이다.

태음경(太陰經)의 경기(經氣)가 끊어질때는

복부가 창만하고 호흡이 곤란하며, 트림과 구토가 자주 나고, 구토를 하면 기가 위로 치솟고, 기가 치솟으면 얼굴이 붉어진다. 기가 상역하지 않으면 상하가 막혀 통하지 않고, 통하지 않으면 안색이 검어지고 피부와 모발이 거칠어지면서 곧 죽는다.

궐음경(厥陰經)의 경기(經氣)가 끊어질때는

중초의 열로 인해 인후가 건조해지고, 소변이 잦아지며 가슴이 답답하여 안절부절못하는데, 심하면 혀가 말리고 고환이 오그라들면서 죽는다.

오곤(吳昆)은 『오주황제내경소문(吳注黃帝內經素問)』에서 "수궐음심포경의 주맥(主脈)

은 흉중에서 기시하여 나와 심포락(心包絡)에 속(屬)한다. 족궐음간경의 경맥(經脈)은 인후를 순행하므로 내열(內熱)이 발생하여 인후부가 건조하고 가슴에 열이 나면서 답답한 증상이 발생할 수 있다. 또한 간경(肝經)은 대퇴부 내측을 따라 음모로 진입한 다음, 음기(陰器)를 지나 소복부(小腹部)에 이르므로 소변을 자주 보게 되고 음낭이 오그라든다. 혀가 말리는 것은 간(肝)이 근(筋)을 주관하는데 간경(肝經)이 끊어져 근(筋)을 오그라들게 하므로 혀가 말리는 것이기도 하고 심경의 주맥(主脈)은 심포락(心包絡)에 속(屬)하는데 혀는 심(心)의 싹이므로 역시 혀가 오그라든다."고 하였다.

2. 경락기혈의 운행실조(運行失調)

1) 경락기혈의 운행조체(運行阻滯)

경락기혈의 운행조체는 외사(外邪)가 침입하거나 정지(情志)로 내상(內傷)을 입거나, 삐는 등의 외상(外傷)을 입으면 경락 중의 기혈 흐름이 순조롭지 못해 기체혈어(氣滯血瘀)의 병리변화를 일으키는 것을 말한다. 경락중(經絡中)의 기혈이 조체되어 운행이 순조롭지 못하면 그 낙속(絡屬)된 장부와 그 순행부위의 형체와 모든 규(竅)에 영향을 미친다. 예를 들어 외감표증(外感表證)에서는 항상 전신의 근육과 피부에 산통(酸痛) 등의 증상이 발생하는데, 이는 바로 외감한사(外感寒邪)가 표층에 침입하면 천표(淺表)의 낙맥(絡脈)에 있는 기혈을 조체(阻滯)하여 통하지 않게 하므로 동통이 나타난다. 또한 풍한사(風寒邪)가 외부를 약속(約束)하고 수태음폐경에 사기(邪氣)가 침입함으로 인해 경기(經氣)가 불리해져 폐기(肺氣)가 상역하면 해수(咳嗽)와 기천(氣喘) 등의 증상이 발생한다. 또한 폐(肺)는 비(鼻)로 개규(開竅)하는데 폐(肺)의 경기가 원활하지 않아 외규(外竅)가 불리하면 코막힘·콧물·재채기 등의 증상이 동반된다. 족궐음간경의 경기(經氣)가 불리하고 기혈이 조체(阻滯)하면 협통(脇痛)·영류(癭瘤)·매핵기(梅核氣)·유방결괴(乳房結塊) 등의 증상이 발생할 수 있다.

이 외에도 경기(經氣)가 통하지 않고 기혈의 운행이 원활하지 않으면 종종 기체(氣滯)가 먼저 오고 혈어(血瘀)가 나중에 온다. 『난경(難經)·二十二難』에서 "내경에서 말하는 시동(是動)은 기(氣)에 관한 것이고, 소생병(所生病)이란 혈(血)에 관한 것이다. …… 기

(氣)가 머물러 흐르지 않는 것은 기(氣)가 먼저 병이 된 것이고, 혈(血)이 막혀 유양(濡養)하지 못하면 혈(血)이 후에 병이 된 것이다. 이렇게 먼저 발병하는 것을 시동병(是動病), 나중에 발병하는 것을 소생병(所生病)이라 한다."고 하였다. 이는 경락병변 가운데 경기(經氣)가 잘 통하지 않아 기혈의 운행이 원활하지 않은 병변이 먼저 오고, 그 다음에 기(氣)가 정체함으로 인해 혈어(血瘀) 병변이 형성됨을 말한다. 그러나 혈어(血瘀)가 먼저 생기고 기기(氣機)가 조체(阻滯)하는 경우도 있으므로 신중히 관찰하여야 한다.

2) 경락기혈의 운행역란(運行逆亂)

경락기혈의 역란은 경락중의 기혈(氣血)이 정상적인 운행에 따르지 않고 당연히 승(昇)할 때에 승(昇)하지 않고 강(降)할 때에 강(降)하지 않아 운행의 방향과 속도가 모두 문란(紊亂)해짐으로 일어난 일련의 병리변화를 가리킨다. 장부의 기능 실조로 인해 기혈의 운행이 실조되어도 경락의 기혈을 역란(逆亂) 시킨다.

경락기혈이 역란하면 대부분 인체의 양기(陽氣)와 음기(陰氣)가 순조롭게 만나지 못하므로 궐역(厥逆) 등의 병증이 발생한다. 『소문(素問)·궐론(厥論)』에서는 궐(厥)을 자세히 논술하였는데 여기서 '궐(厥)'은 기혈역란의 의미이다. "태양경(太陽經)의 경기(經氣)가 궐역(厥逆)하면 머리가 터질 듯하면서 무겁고 잘 걷지 못하며, 발작시에는 현기증이 나면서 쓰러진다."고 하였는데, "궐역(厥逆)"이란 경기(經氣)가 상역(上逆)하는 것을 말한다. 족태양경(足太陽經)맥은 눈 안쪽 모서리에서 시작되어 이마를 지나고 전정(巔頂)에서 좌우가 교회한 다음 뇌에 낙(絡)하므로, 족태양경(足太陽經)의 경기(經氣)가 상역하면 기혈이 경맥(經脈)을 따라 치솟아 머리가 무겁고 터질 듯하며 현기증으로 인해 쓰러지는 병증이 발생한다. 족태양경(足太陽經)은 하행하여 오금부위에서 그 지맥(支脈)과 회합(會合)한 다음, 장딴지를 관통하는데 만약 경기(經氣)가 상역하면 하부가 허해지므로 잘 걷지 못하게 된다.

『소문(素問)·조경론(調經論)』에서 "혈(血)과 기(氣)가 함께 상역하면 대궐(大厥)이 발생한다."고 하였다. 이것은 기혈이 경기(經氣)를 따라 상역하여 상부를 가로막아 청규(淸竅)가 막혀 신(神)이 쓰이지 못하여 정신이 혼미해 쓰러지거나 인사불성 등의 병증이 나타남을 말한 것이다.

경락기혈이 역란하면 낙속(絡屬)하는 해당 장부의 생리기능 역시 실조(失調)된다. 예를 들면 『영추(靈樞)·경맥(經脈)』에서 "족태음경(足太陰經)에서 별출(別出)한 낙맥은 ····· 그 궐기(厥氣)가 상역하면 곽란이 발생한다."고 하였는데, 이것은 곧 족태음비경(足太陰脾經)의 경기(經氣)가 상역하면 비위(脾胃)의 기능을 어지럽게 하여, 청기(淸氣)가 상승하지 못하여 하부에서 설사가 나고, 탁기(濁氣)가 하강하지 못하고 상역하여 구토가 발생함을 말한 것이다. 청탁(淸濁)이 섞이게 되면 구토와 설사 증상이 함께 나타나는 곽란(癨亂) 병증이 발생하게 된다.

이 외에도 경기(經氣)의 역란은 출혈 원인 가운데 하나가 되는데, 예를 들어 화기(火氣)가 상역하면 객혈(喀血)·토혈(吐血) 등이 발생하는데, 이는 간화(肝火)가 경기(經氣)의 역란을 초래하여 화기(火氣)가 경맥(經脈)을 따라 상부의 폐(肺)를 범하였기 때문이다. 이것은 족궐음간경(足厥陰肝經)의 분지가 간(肝)에서 분출하여 횡격막을 통과하여 올라가 폐(肺)로 들어가기 때문이다. 그러므로 그 화기(火氣)가 경맥(經脈)을 따라 치솟아 폐락(肺絡)을 손상하므로 출혈현상을 일으키는 것이다.

육경기혈(六經氣血) 역란(逆亂) 임상소견

경맥	임상소견
태양	뒷목이 무겁고 머리가 무거운 감이 있다. 보행이 곤란할 정도로 어지러워 심하면 쓰러지거나 인사불성이 될 수 있다.
소양	돌발적인 난청(難聽), 볼의 발열, 종창(腫脹), 협부의 통증, 사지운동장애
양명	전광(癲狂) 증상이 나타나고 마구 돌아다니고 망언망행을 일삼는다. 안색은 홍조를 띄고 발열(發熱)의 기능항진증상이 나타난다.
태음	복부창만(腹部脹滿), 설사나 토사곽란(吐瀉霍亂) 등 배변습관 변화, 식욕부진, 먹으면 구토를 한다.
소음	복만심통(腹滿心痛), 구갈(口渴), 소변색이 진하다.
궐음	소복창통(少腹脹痛), 대복창만(大腹脹滿), 대·소변불리, 전음위축(前陰萎縮),종창(腫脹), 정강이내측부위의 발열감이 있다.

3. 경락병증

1) 수태음폐경의 병증

① 폐주기(肺主氣)이므로 기(氣)가 순환되지 않는 증상이 나타난다.
② 폐의 병증인 폐결핵·기관지염·천식(喘息)·해수(咳嗽)·각혈(咯血)·기관지염·인후염(咽喉炎)·나력(瘰癧) 등이 나타난다.
③ 대장과 표리관계이므로 장하혈(腸下血)·변비·설사·하복통·항문동통의 병증이 나타난다.
④ 경락의 유주에 따라 폐에서 대장으로 다시 견(肩)에서 무지(拇指)로 가는 경락 이상도 나타나므로 흉민·견배통·무지통·장심열 등의 증상이 나타난다.
⑤ 폐는 비(鼻)로 개규하므로 뉵혈·비염·축농증 등 비병 일체의 병증이 속한다.
⑥ 폐는 피모를 자양하므로 피부병·은진(癮疹)·한출(汗出)과 관련된다.

2) 수양명대장경의 병증

① 수양명대장경에 병변이 있으면 치통, 구창(口瘡), 코피, 목구멍이 아픈 인후통(咽喉痛), 윗팔 앞쪽이 아픈 견전상비통(肩前上臂通), 식지 운동 장애 등이 나타날 수 있으며, 또 경맥(經脈)이 지나는 부분에 발열과 통증, 염증이나 춥고 떨리는 증상이 나타날 수 있다.
② 경락이 결분(缺盆)에서 폐→위 근처→대장으로 가고 있으므로 그 기능이 허(虛)하고 냉해지면 전도조박(傳導糟粕) 기능을 상실하므로 배가 끓으며 설사가 나고 실열(實熱)이 있으면 황색점액이 섞인 대변이나 변비 증상이 나타난다. 또한 위 자체에 영향을 미쳐 식욕부진·구토 증상이 나타난다.
③ 항문은 대장의 끝이므로 기허(氣虛)하면 수축되지 않아 탈항(脫肛)이 발생하고 습열이 모이면 치루(痔漏)와 장옹(腸癰)도 유발할 수 있다.

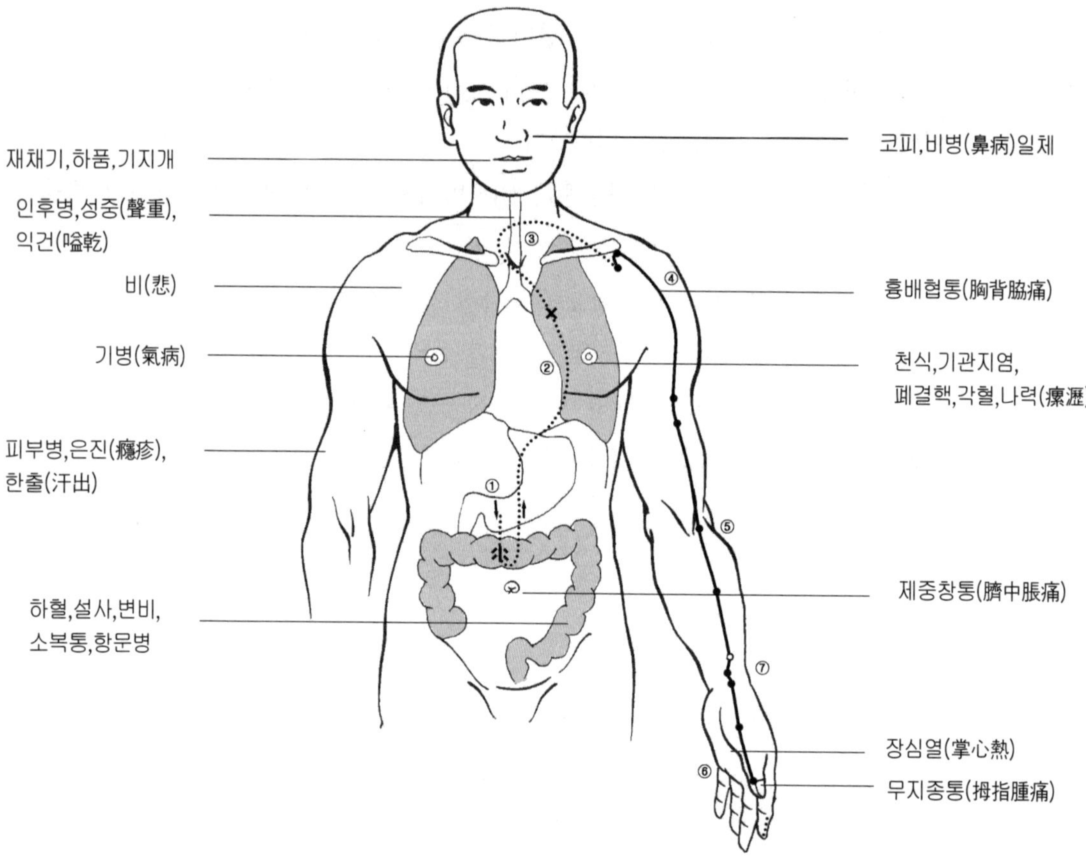
재채기,하품,기지개
인후병,성중(聲重),
익건(嗌乾)
비(悲)
기병(氣病)
피부병,은진(癮疹),
한출(汗出)
하혈,설사,변비,
소복통,항문병
코피,비병(鼻病)일체
흉배협통(胸背脇痛)
천식,기관지염,
폐결핵,각혈,나력(瘰癧)
제중창통(臍中脹痛)
장심열(掌心熱)
무지종통(拇指腫痛)
①
②
③
④
⑤
⑥
⑦

수태음폐경의 병증

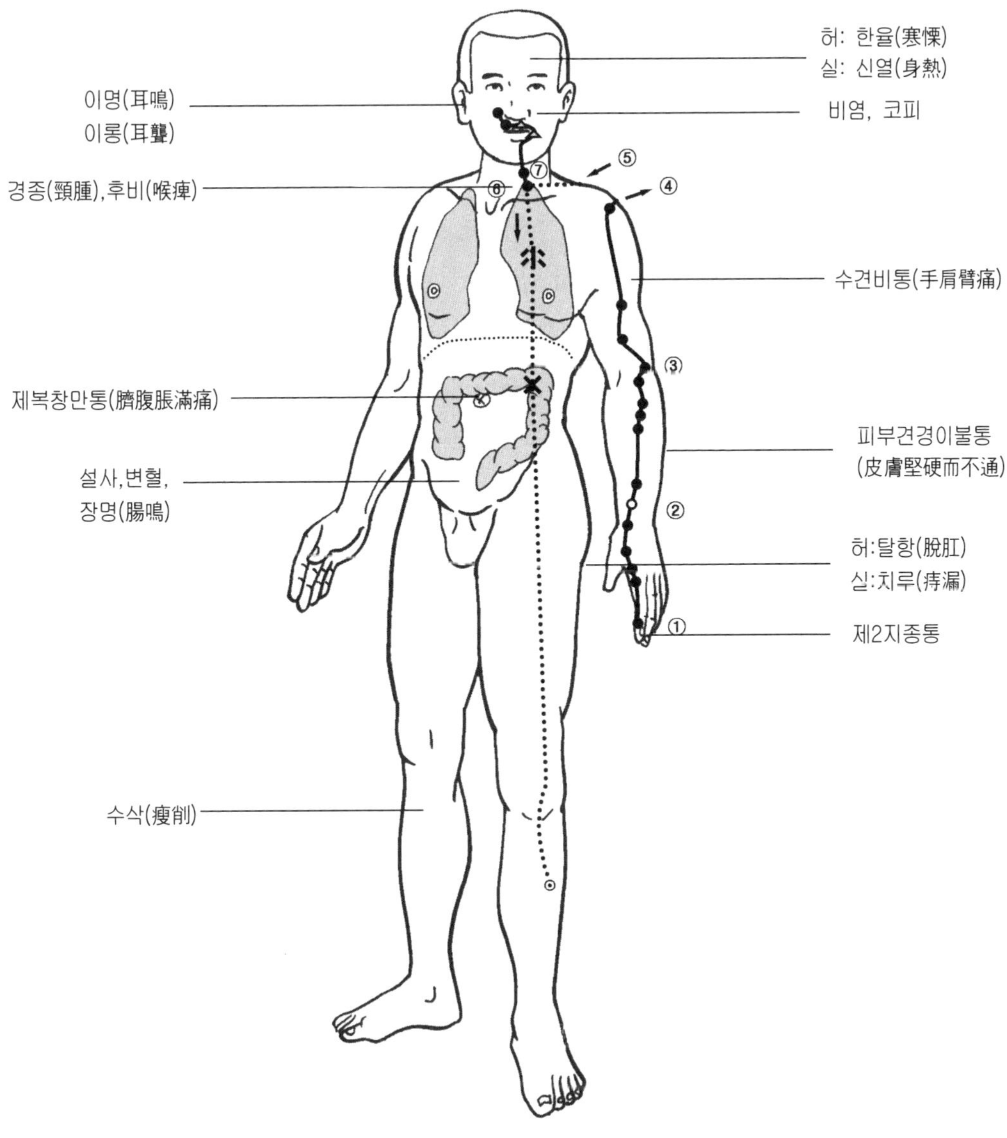
허: 한율(寒慄)
실: 신열(身熱)
이명(耳鳴)
이롱(耳聾)
비염, 코피
경종(頸腫),후비(喉痺)
수견비통(手肩臂痛)
제복창만통(臍腹脹滿痛)
피부견경이불통
(皮膚堅硬而不通)
설사,변혈,
장명(腸鳴)
허:탈항(脫肛)
실:치루(痔漏)
제2지종통
수삭(瘦削)

수양명대장경의 병증

3) 족양명위경의 병증

① 위경은 얼굴의 대부분을 돌고 있으므로 위경의 흐름이 원활하지 못하면 구안와사(口眼喎斜)나 코피가 나고, 입술이 헐고, 목이 붓고 아프다. 실열(實熱)이 있을 때는 면열(面熱)·면종(面腫)·목통(目痛)·비건(鼻乾)하다.

② 경락이 얼굴에서 젖가슴 부위를 지나 기충(氣衝)을 거쳐 하지에 이르므로 그 경락상에 위치한 부위 즉, 가슴·젖[乳]·기충 부위·허벅다리[股]와 종아리[脛] 전외측, 족부(足跗) 등에 종통(腫痛)이 있고, 허하거나 냉하면 여위고 차게 된다.

③ 위의 양기(陽氣)가 지나치면 사지(四肢)가 실하고, 실(實)하면 높은 데 올라 노래부르고 미치며 헛소리를 하고, 신열(身熱)이 성하면 옷을 벗고 달리기도 한다.

④ 병사(病邪)가 침입하면 소화불량·트림·하품·기지개를 잘 켜며, 구토(嘔吐)·복만(腹滿)·심통(心痛)·변비 등이 오고, 심하면 징가(癥瘕) 증상이 나타난다. 신경성 위장염도 여기에 속한다.

4) 족태음비경의 병증

① 경맥(經脈)의 흐름이 원활하지 못하면 혀뿌리가 뻣뻣하고 음식을 먹으면 넘어오거나, 트림이 많게 된다. 온 몸이 나른하고 무겁고, 몸을 움직일 수 없고, 오래 서 있지 못하고, 종아리와 넓적다리가 붓고, 시리고, 엄지발가락을 움직이지 못한다.

② 비경락은 측흉부를 지나 혀뿌리에 이르니 흉척협제통(胸脊脇臍痛)이 오며 혀뿌리가 뻣뻣[舌本强]하고 실하면 양턱에도 통증[兩頷痛]이 온다.

③ 족태음비경(足太陰脾經)은 복부에 들어가 위에 낙속(絡屬)하므로 비경(脾經)에 병이 있으면 비위(脾胃)의 승강(昇降)기능이 떨어져 수납(受納), 부숙(腐熟), 운화(運化) 기능이 실조되므로 위완통, 오심, 구토, 식사량 감소, 황달 등이 나타난다. 비허(脾虛)로 위액이 마르면 중소(中消)가 된다.

④ 비(脾)는 습(濕)을 싫어하므로 수분대사가 잘되지 않으면 부종(浮腫) 및 기타 모든 습으로 인한 종만(腫滿)이 생기고, 실증(實證)에서는 소변불리(小便不利) 또는 요폐(尿閉) 증상이 나타난다.

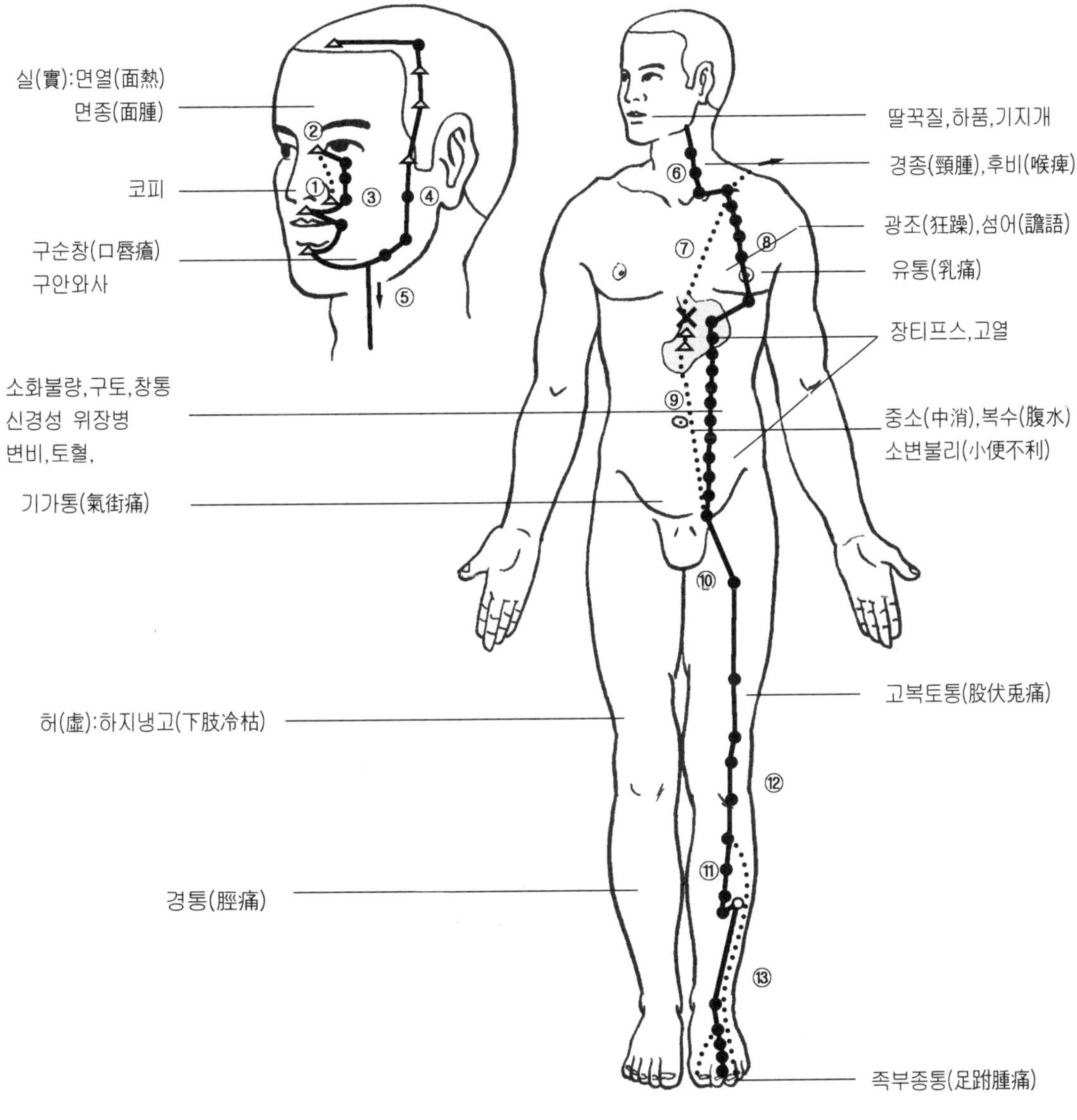
실(實):면열(面熱)
면종(面腫)
코피
구순창(口唇瘡)
구안와사
소화불량,구토,창통
신경성 위장병
변비,토혈,
기가통(氣街痛)
허(虛):하지냉고(下肢冷枯)
경통(脛痛)
딸꾹질,하품,기지개
경종(頸腫),후비(喉痺)
광조(狂躁),섬어(譫語)
유통(乳痛)
장티프스,고열
중소(中消),복수(腹水)
소변불리(小便不利)
고복토통(股伏兎痛)
족부종통(足趺腫痛)
①
②
③
④
⑤
⑥
⑦
⑧
⑨
⑩
⑪
⑫
⑬

족양명위경의 병증

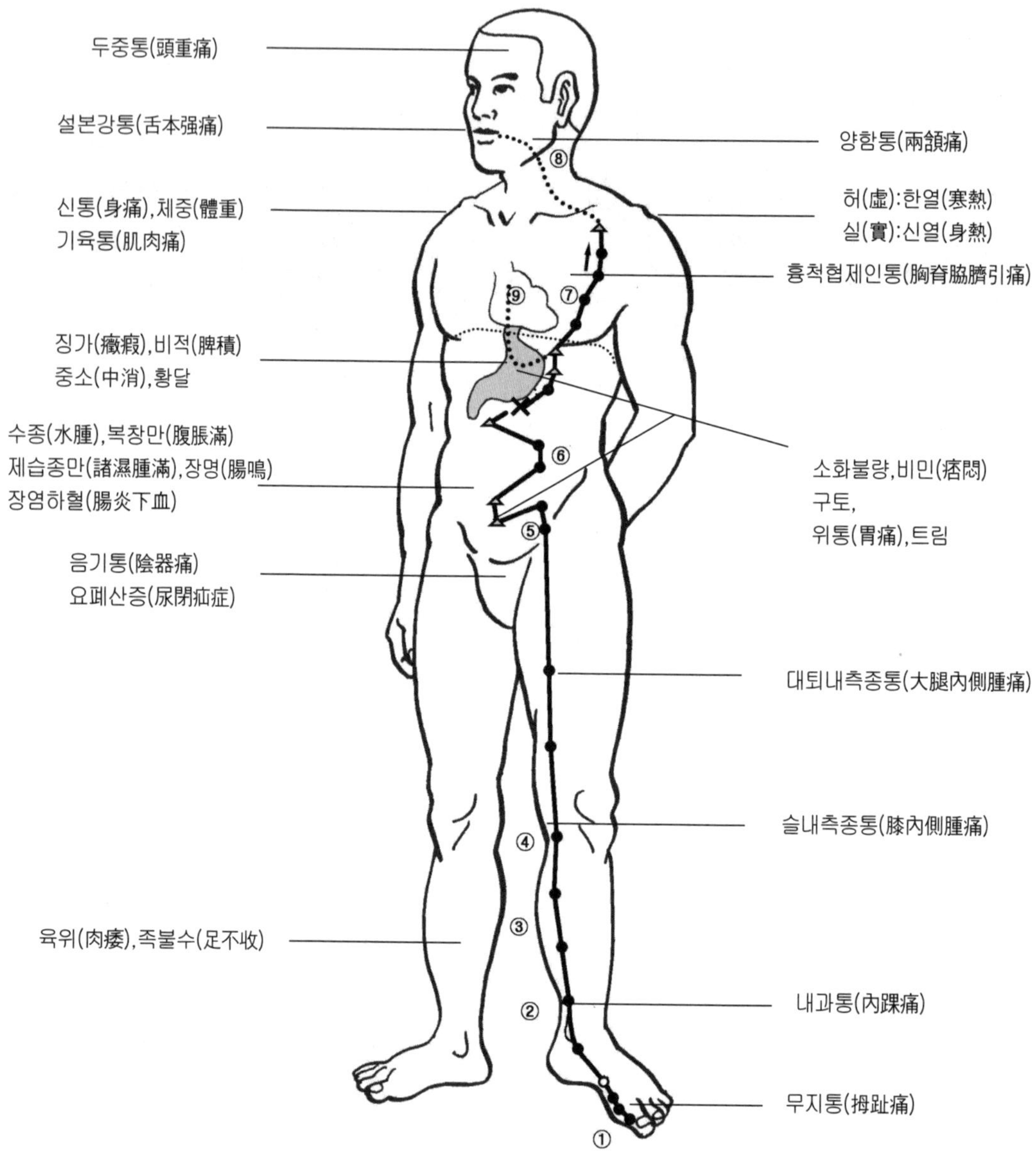
두중통(頭重痛)
설본강통(舌本强痛)
양함통(兩頷痛)
신통(身痛),체중(體重)
기육통(肌肉痛)
허(虛):한열(寒熱)
실(實):신열(身熱)
흉척협제인통(胸脊脇臍引痛)
징가(癥瘕),비적(脾積)
중소(中消),황달
수종(水腫),복창만(腹脹滿)
제습종만(諸濕腫滿),장명(腸鳴)
장염하혈(腸炎下血)
소화불량,비민(痞悶)
구토,
위통(胃痛),트림
음기통(陰器痛)
요폐산증(尿閉疝症)
대퇴내측종통(大腿內側腫痛)
슬내측종통(膝內側腫痛)
육위(肉痿),족불수(足不收)
내과통(內踝痛)
무지통(拇趾痛)
①
②
③
④
⑤
⑥
⑦
⑧
⑨

족태음비경의 병증

5) 수소음심경(手少陰心經)

① 심의 묘(苗)는 설(舌)이며 그 낙(絡)이 식도를 끼고 상행하여 눈의 안쪽 끝에 연결되므로 이 경맥(經脈)의 흐름이 원활하지 못하면 인후가 건조하고 혓바늘이 돋거나 혀끝이 갈라지고 언어기능에 장애가 오고, 눈 안쪽이 빨개진다.

② 심장은 혈맥을 주관하므로 허약해지면 심장이 벌렁벌렁[怔冲]하고 혈액순환이 되지 않아 저리고 아프며 피부에 소양증(搔痒症)도 생기고 계종(瘈瘲)도 일어난다. 사기(邪氣)가 넘치면 뉵혈(衄血), 타혈(唾血) 등의 증상도 온다.

③ 심신이 허약해지면 정신이 흐려지고 헛소리를 하고 건망증이 오고 슬퍼한다. 실열(實熱)이 있으면 지나치게 웃고 두통, 심신번민(心神煩悶) 증상이 온다.

④ 경락이 가슴을 지나 겨드랑이를 돌아 소지에 이르므로 흉통(胸痛), 심통(心痛), 늑통(肋痛), 견내통(肩內痛) 등이 온다.

⑤ 심폐(心肺)가 호흡을 다스리므로 소기(少氣)·한숨·딸꾹질·호흡곤란 등이 발생한다.

6) 수태양소장경(手太陽小腸經)

① 경맥(經脈)의 흐름이 원활하지 못하면 목구멍이 아프고, 귀가 먹고, 뺨이 붓고, 턱 밑이 부어 고개를 돌리지 못하고, 팔이 마치 부러진 것처럼 아파서 들지 못하고, 고환이 당기고 어깨가 빠지는 것 같고, 목과 턱 아래, 어깨죽지뼈, 위 팔뚝, 팔의 뒤쪽 가장자리가 아프다.

② 병사(病邪)가 들어오면 복창(腹脹)하며 배에서 꾸르륵 소리가 나고 설사를 하며 배꼽 주위가 아프게 된다.

③ 수분대사가 원활하지 않으면 소변이 방울방울 떨어지고 소변색이 붉고 탁하며 앙금이 가라앉으며 또는 소변불통(小便不通)도 온다.

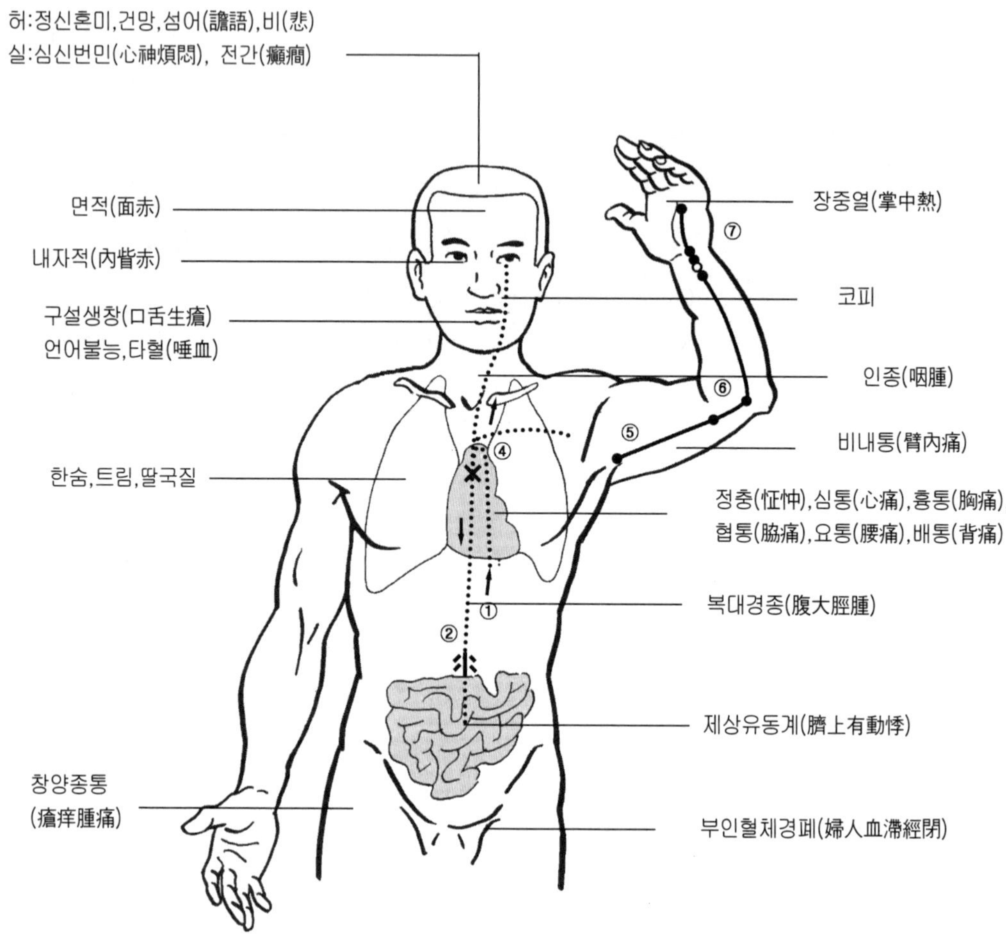
허:정신혼미,건망,섬어(譫語),비(悲)
실:심신번민(心神煩悶), 전간(癲癎)
면적(面赤)
내자적(內眥赤)
구설생창(口舌生瘡)
언어불능,타혈(唾血)
한숨,트림,딸국질
창양종통
(瘡痒腫痛)
장중열(掌中熱)
⑦
코피
인종(咽腫)
⑥
⑤
비내통(臂內痛)
④
정충(怔忡),심통(心痛),흉통(胸痛),
협통(脇痛),요통(腰痛),배통(背痛)
①
복대경종(腹大脛腫)
②
제상유동계(臍上有動悸)
부인혈체경폐(婦人血滯經閉)

수소음심경의 병증

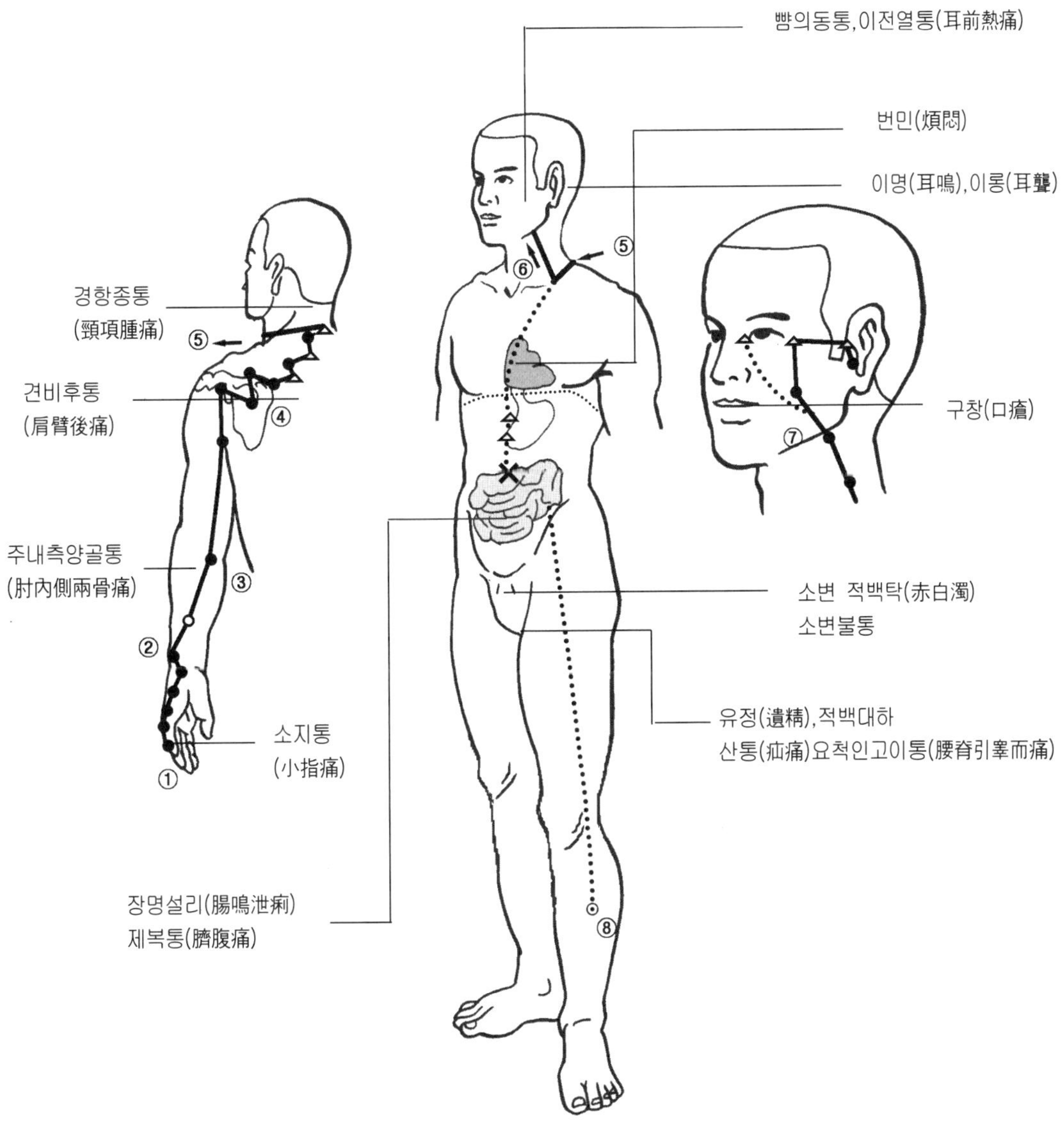
빰의동통,이전열통(耳前熱痛)
번민(煩悶)
이명(耳鳴),이롱(耳聾)
경항종통
(頸項腫痛)
⑤
⑥
견비후통
(肩臂後痛)
④
구창(口瘡)
⑦
주내측양골통
(肘內側兩骨痛)
③
소변 적백탁(赤白濁)
소변불통
②
유정(遺精),적백대하
산통(疝痛)요척인고이통(腰脊引睾而痛)
소지통
(小指痛)
①
장명설리(腸鳴泄痢)
제복통(臍腹痛)
⑧

수태양소장경의 병증

7) 족태양방광경(足太陽膀胱經)

① 경맥(經脈)의 흐름이 원활하지 못하면 머리가 무겁고 아프고, 눈이 빠지는 듯 쑤시고 아프며 뒷덜미가 당긴다. 고환이 당기고 뻗치고 아프며, 등뼈와 등줄기, 허리가 쑤시고 아프다. 고관절(股關節)을 구부리기 어렵고 오금이 뭉쳐 무릎이 잘 굽혀지지 않고 장딴지가 갑자기 뒤틀려 굳어 터지는 듯이 아프다. 바깥 복사뼈 부위에 기혈조역(氣血阻逆)이 생기면 발이 시리고 굳거나, 저리고 쑤신다.

② 경락이 직접 신(腎)과 방광을 연결하고 있어 그 기능이 약해지면 소변을 자주 보거나 저절로 나오는 증상이 나타나며, 실열로 염증이 생기면 소복창민(小腹脹悶)하면서 소변불통(小便不通) 증상이 나타나고 음경(陰莖)과 음낭(陰囊)이 붓는다. 신(腎)과 표리관계이므로 방광이 허약해지면 정력(精力)이 감퇴되고 대하도 생긴다.

③ 풍한사(風寒邪)는 방광경으로 들어와 피모(皮毛)에서 작용하므로 한열(寒熱)이 나고 감기를 유발한다.

8) 족소음신경(足少陰腎經)

① 경맥(經脈)의 흐름이 원활하지 못하면 경락(經絡)을 따라 등과 허리, 척추뼈 등이 아프고, 허벅지 내측 뒷부분이 쑤시고 아프거나 저리고 시리며, 발이 시리거나 저리고 힘이 없고, 입안에 열이 있고, 입과 혀가 마르고, 목 속이 붓고 아프며, 발바닥에서 열이 나고 아프다.

② 신기(腎氣)가 허(虛)하면 납기(納氣) 기능을 상실하므로 기(氣)가 위로 떠오르고, 이로 인해 호기(呼氣)는 많으나 흡기(吸氣)는 적어 숨이 가쁘고 기침·가래·혈담(血痰)이 나온다.

③ 경락이 심폐를 지나므로 신수(腎水)가 습윤(濕潤)하지 못하여 심신불교(心腎不交)하면 가슴이 답답하고 심통(心痛)도 온다.

④ 신은 이(耳)로 개규(開竅)하고 치아는 골(骨)의 여분이므로 신허하면 이명(耳鳴)·이롱(耳聾)이 오고, 이가 흔들리고 바스러지며 충치가 생기고 신(腎)에 실열(實熱)이 있으면 이가 검어지고 메마른다. 허냉(虛冷)하면 골위(骨痿) 증상도 나타난다.

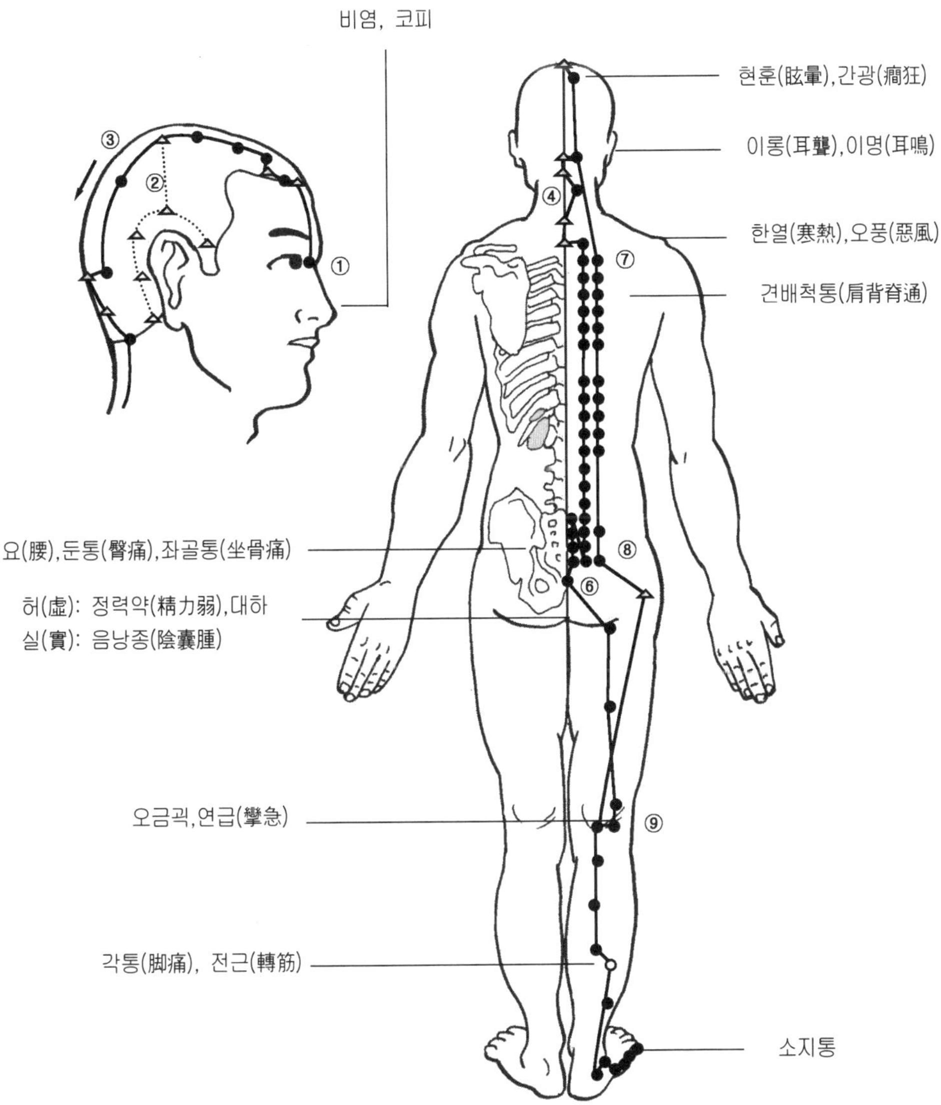
비염, 코피
③
②
①
현훈(眩暈),간광(癎狂)
이롱(耳聾),이명(耳鳴)
④
한열(寒熱),오풍(惡風)
⑦
견배척통(肩背脊通)
요(腰),둔통(臀痛),좌골통(坐骨痛)
⑧
⑥
허(虛): 정력약(精力弱),대하
실(實): 음낭종(陰囊腫)
오금곽,연급(攣急)
⑨
각통(脚痛), 전근(轉筋)
소지통

족태양방광경의 병증

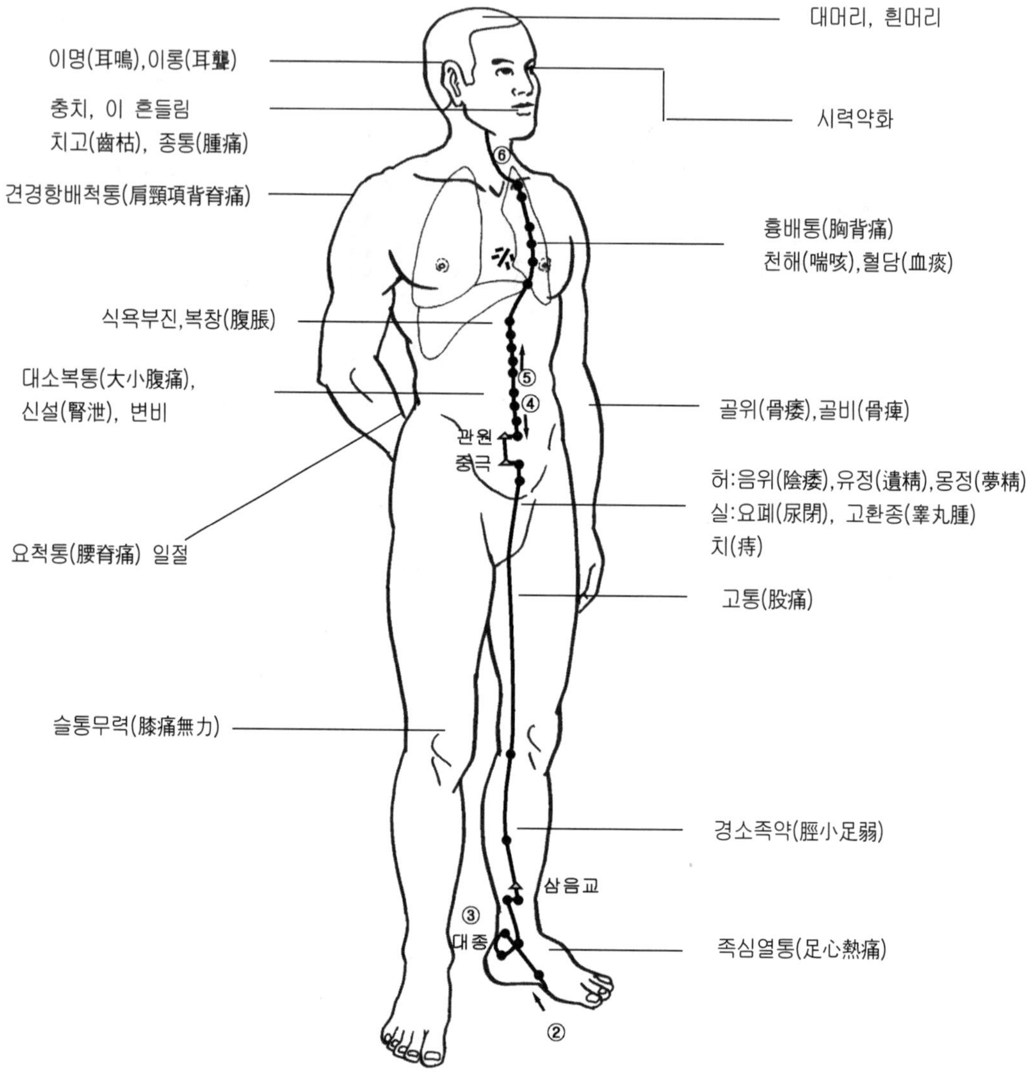

대머리, 흰머리
이명(耳鳴),이롱(耳聾)
충치, 이 흔들림
치고(齒枯), 종통(腫痛)
시력약화
견경항배척통(肩頸項背脊痛)
흉배통(胸背痛)
천해(喘咳),혈담(血痰)
식욕부진,복창(腹脹)
대소복통(大小腹痛),
신설(腎泄), 변비
골위(骨痿),골비(骨痺)
관원
중극
허:음위(陰痿),유정(遺精),몽정(夢精)
실:요폐(尿閉), 고환종(睾丸腫)
치(痔)
요척통(腰脊痛) 일절
고통(股痛)
슬통무력(膝痛無力)
경소족약(脛小足弱)
삼음교
대종
족심열통(足心熱痛)

족소음신경의 병증

9) 수궐음심포경(手厥陰心包經)의 병증

① 경맥(經脈)의 흐름이 원활하지 못하면 얼굴이 붉고, 겨드랑이 임파가 붓기도 하며, 팔뚝 앞에서 팔꿈치까지 저리고 굴신(屈伸)이 어렵다. 겨드랑이 밑이 붓고 손바닥이 뜨겁다.

② 심포락은 심을 보호하고 심의 군화를 대행하므로 심포락에 병사(病邪)가 들면 가슴이 답답하면서 아프고 심장이 뛰며, 심장성 천식이 일어난다.

③ 심의 정지(情志)가 "희(喜)"이므로 자주 웃는 정신이상이 생기고 심이 혈맥(血脈)을 주관하므로 하혈(下血) · 하지연(下肢軟) · 두경강직(頭頸强直) · 목적(目赤) 등이 발생하며, 혈뇨(血尿) · 대소변불통(大小便不通) 등이 발생한다.

10) 수소양삼초경(手少陽三焦經)의 병증

① 경맥(經脈)의 흐름이 원활하지 못하면 목과 얼굴, 뺨이 붓고 아프고, 눈 바깥쪽이 아프고, 이명(耳鳴)이 생기거나 귀가 안 들리고, 또한 귀 뒤에서부터 어깨, 위팔, 팔꿈치, 앞팔 등 삼초경이 지나는 곳이 모두 아프거나 넷째·다섯째 손가락의 움직임이 원활하지 못하다.

② 삼초는 "결독지관(決瀆之官)"으로 제 기능을 발휘하지 못하면 피부나 하복부 혹은 전신에 부종(浮腫)이 생기고, 헛배가 부르거나 아랫배가 딴딴히 부르며 소변이 급히 마렵고 자주 나오는 증상이 발생한다.

③ 초(焦)란 "따뜻하게 한다"는 의미로 삼초가 허(虛)하고 냉(冷)해지면 떨리고 춥다.

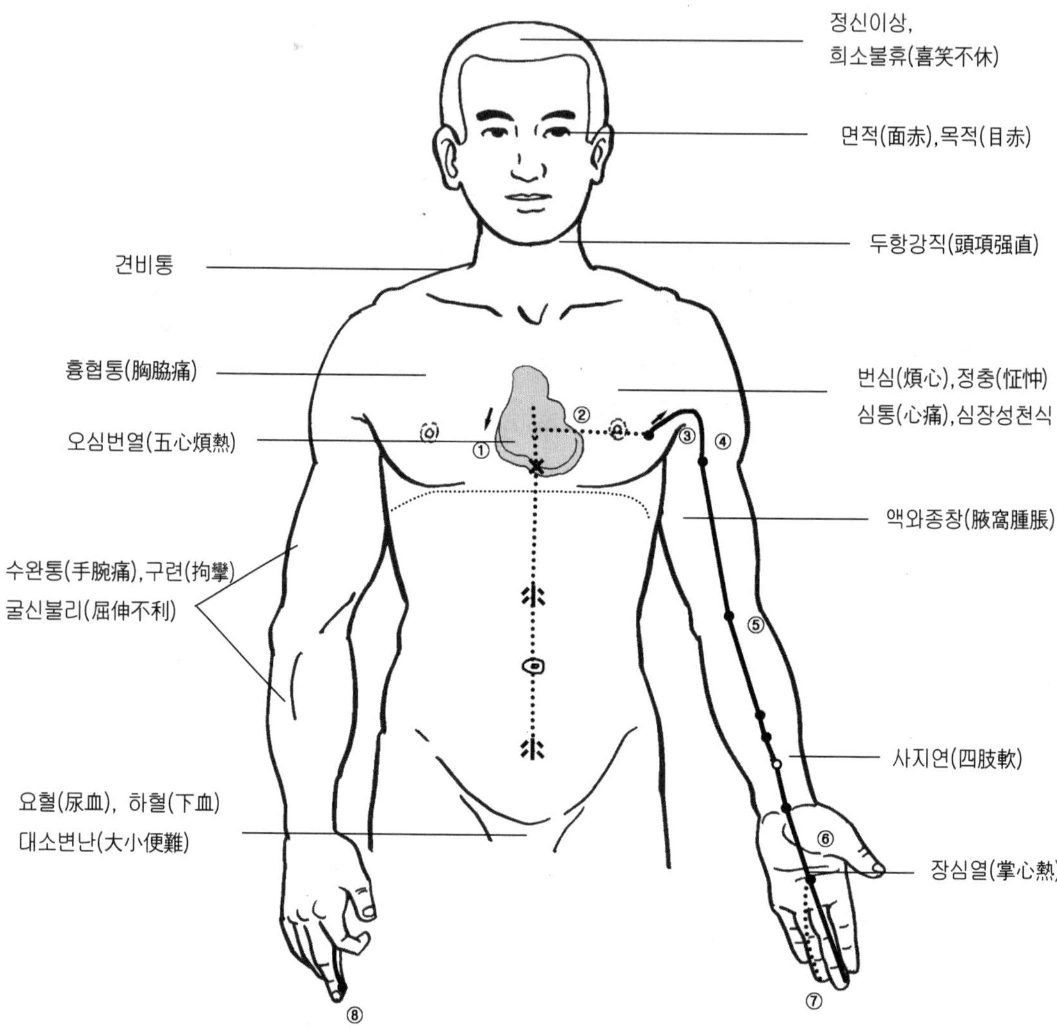
정신이상,
희소불휴(喜笑不休)
면적(面赤),목적(目赤)
두항강직(頭項强直)
견비통
흉협통(胸脇痛)
번심(煩心),정충(怔忡)
심통(心痛),심장성천식
오심번열(五心煩熱)
①
②
③
④
액와종창(腋窩腫脹)
수완통(手腕痛),구련(拘攣)
굴신불리(屈伸不利)
⑤
사지연(四肢軟)
요혈(尿血), 하혈(下血)
대소변난(大小便難)
⑥
장심열(掌心熱)
⑦
⑧

수궐음심포경의 병증

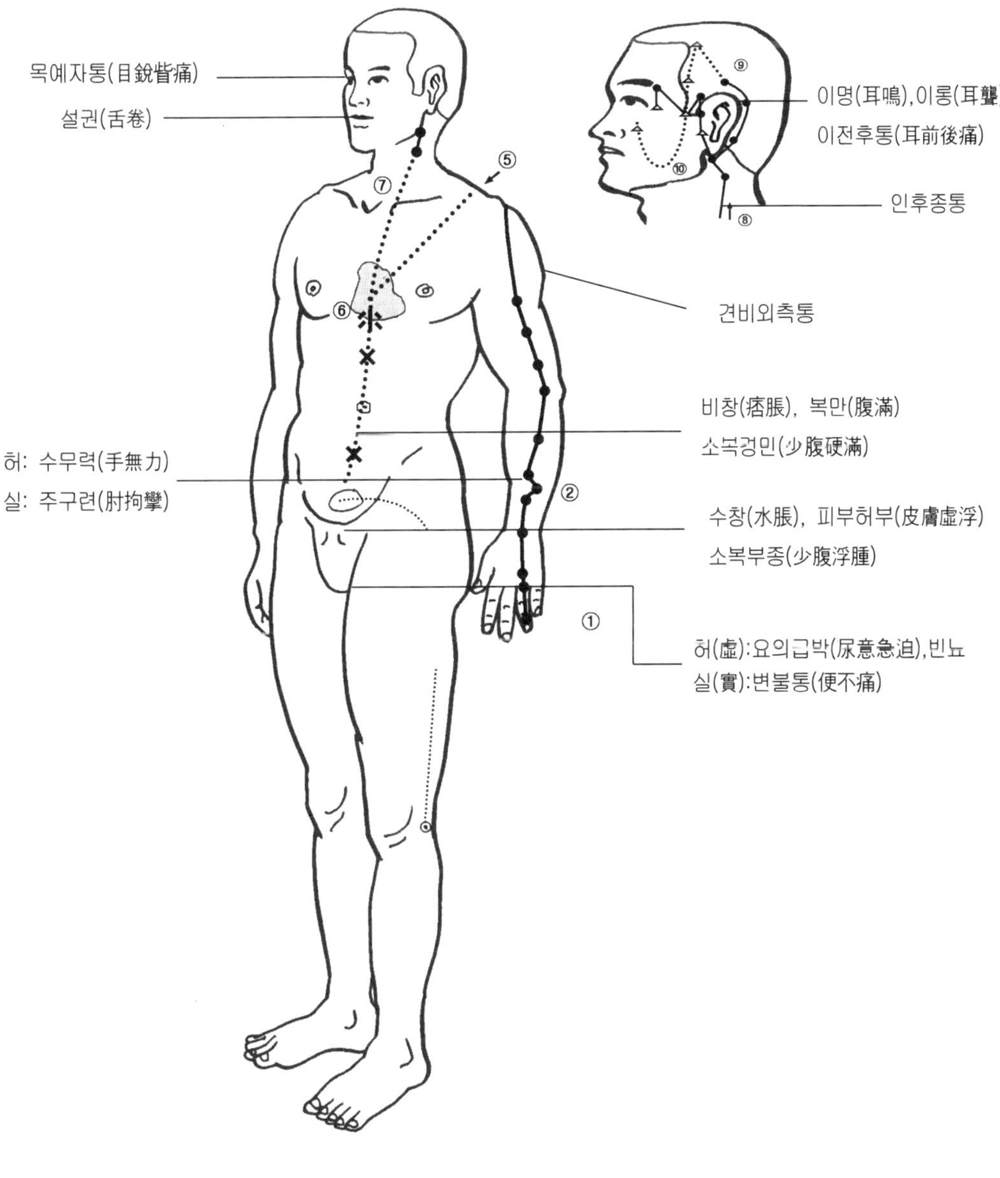
목예자통(目銳眥痛)
설권(舌卷)
이명(耳鳴),이롱(耳聾)
이전후통(耳前後痛)
인후종통
⑤
⑦
⑨
⑩
⑧
견비외측통
⑥
비창(痞脹), 복만(腹滿)
소복경민(少腹硬滿)
허: 수무력(手無力)
실: 주구련(肘拘攣)
②
수창(水脹), 피부허부(皮膚虛浮)
소복부종(少腹浮腫)
①
허(虛):요의급박(尿意急迫),빈뇨
실(實):변불통(便不痛)

수소양삼초경의 병증

11) 족소양담경(足少陽膽經)의 병증

① 경맥(經脈)의 흐름이 원활하지 못하면 옆머리와 눈꼬리가 아프고, 결분이 붓고 아프고, 겨드랑이가 붓고, 가슴과 옆구리가 아파서 몸을 돌리지 못하고, 얼굴에 기미가 끼고 피부에 윤기가 없으며 먼지가 낀 것 같고, 귀가 안 들린다. 넓적다리 외측과 종아리 아래, 바깥 복사뼈 앞과 뼈마디마다 쑤시고 아프다. 넷째 발가락 부위가 아프고 움직이기 힘들며, 병이 깊어져 족소양 경락이 지나는 자리에 기혈역조가 생기면 마비감이 오고 시리고 저린 증상이 따른다.

② 담경(膽經)의 기(氣)가 승발(升發)하지 못하면 한숨을 쉬며, 허(虛)할 경우에는 한열왕래(寒熱往來)하고, 풍사(風邪)가 성한 경우에는 오한(惡寒)이 나면서 덜덜 떨린다.
간은 목극토(木克土)하니 음식불하(飮食不下)하며 신물이나 황색담즙을 토하기도 하며. 눈이 노랗게 변하는 황달 증상이 나타나기도 한다.

③ 간담(肝膽)은 근맥(筋脈)을 자양하되 담즙은 오장정즙(五臟精汁)으로 이 액이 건삽(乾澁)하면 근(筋)이 무력해지고 실열(實熱)하면 계종(瘈瘲)한다. 그러므로 모든 근맥(筋脈)·관절(關節)의 무력 및 경련(痙攣)·종통(腫痛)은 다 간담경(肝膽經)과 관계가 있다.

④ 담허(膽虛)하면 눈이 흐려지고 이롱(耳聾)이 온다. 담즙(膽汁)이 쓰니 입안이 쓰고 침이 자주 나오기도 한다. 또한 인후(咽喉)에 연결되어 있으니 인건(咽乾)·인종(咽腫)하며 간담(肝膽)이 소설(疏泄)작용을 하여 배설 수렴을 조절하니, 담경(膽經)이 실조(失調)되면 융폐(癃閉)가 발생한다.

⑤ 담이 허하면 가슴이 벌렁벌렁 떨리며 잘 놀라고 잠이 오지 않으며 두통과 현훈(眩暈)이 오고, 담이 실(實)하면 화를 잘 내며 잠이 잘 안 오고 심하면 전간(癲癎)도 생길 수 있다.

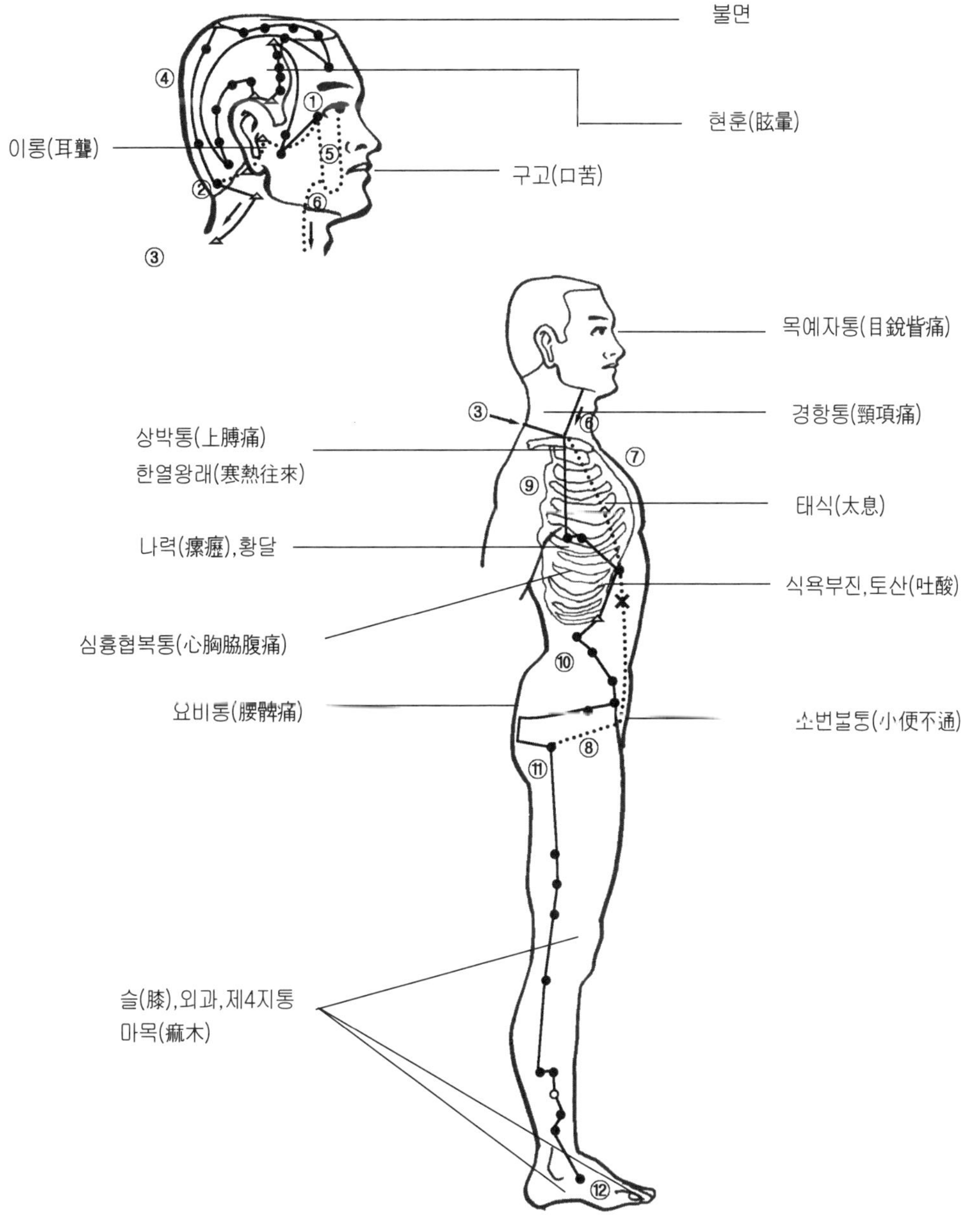
불면
현훈(眩暈)
이롱(耳聾)
구고(口苦)
목예자통(目銳眥痛)
경항통(頸項痛)
상박통(上膊痛)
한열왕래(寒熱往來)
태식(太息)
나력(瘰癧),황달
식욕부진,토산(吐酸)
심흉협복통(心胸脇腹痛)
요비통(腰髀痛)
소변불통(小便不通)
슬(膝),외과,제4지통
마목(痲木)

족소양담경의 병증

12) 족궐음간경(足厥陰肝經)의 병증

① 경맥(經脈)의 흐름이 원활하지 못하면 머리가 아프고, 어지럽고, 목이 마르고, 고환이 당기며 허리가 아프다. 깊어지면 얼굴에 티끌이 일며 빛을 잃는다.

② 간목(肝木)은 비토(脾土)를 극(克)하므로 신경성위장염의 소화불량 · 위민(胃悶) · 구토 · 설사 등이 나타난다.

③ 간목풍(肝木風)이니 중풍(中風) 등 여러 가지 마비 · 경련 등 풍(風)이라 총칭되는 것은 다 이에 속한다.

④ 간경락(肝經絡)은 엄지발가락에서 시작해서 슬(膝) 내측 넓적다리 안쪽을 돌며 근(筋)은 간이 자양하므로 무지(拇趾) · 발목 · 슬관절 등 모든 관절의 근맥(筋脈)의 염좌종통(捻挫腫痛)은 간경락이 통과하는 곳이 아니더라도 다 여기에 속한다.

⑤ 음모(陰毛)로 도는 간경락(肝經絡)은 성기(性器)에서 교차하는데, 성기는 근체(筋體)이므로 남자의 성기병(性器病) · 기능저하 · 산증(疝症) · 소변 등과 여자의 자궁 · 월경 · 음부소양(陰部搔痒) · 종통(腫痛)은 모두 이에 속한다.

⑥ 하복(下腹)에서 위(胃)를 끼고 돌아 간담(肝膽)으로 그 경락에 이르러 하나의 지락(支絡)은 흉협(胸脇)에서 목으로, 또 하나의 지락은 흉협에서 중완에 이르므로 흉협만민통(胸脇滿悶痛) · 심통(心痛) 등이 여기에 속한다.

⑦ 간이 실(實)하면 노(怒)하므로 빈혈 · 신경성과로 · 신경성위장염이 수반된 두통 · 현훈 · 노이로제 · 눈의 피로 · 경강(頸強) 등 현대인에게 발생하는 병은 대개 간화(肝火)에 속한다.

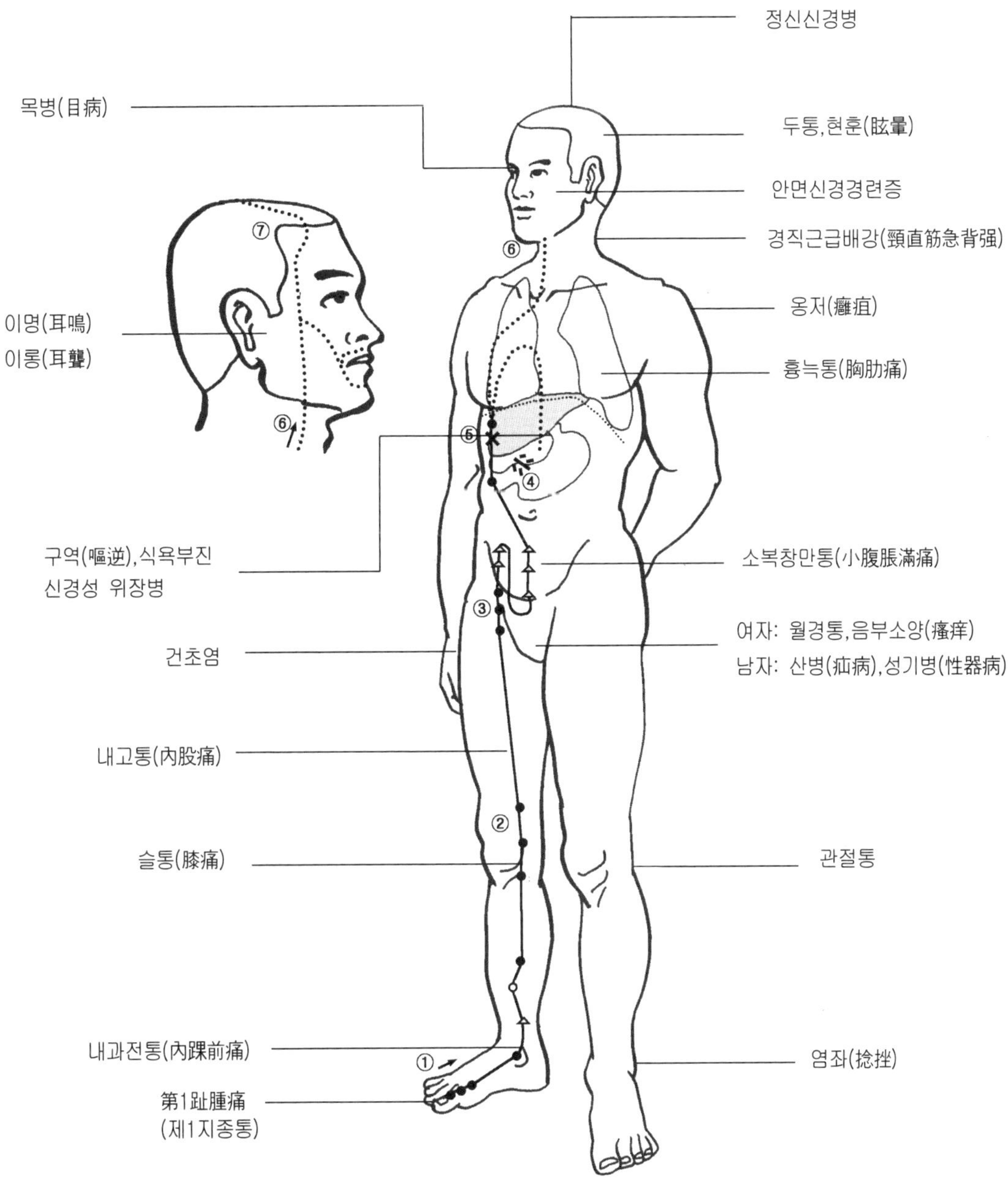
정신신경병
목병(目病)
두통,현훈(眩暈)
안면신경경련증
경직근급배강(頸直筋急背强)
옹저(癰疽)
이명(耳鳴)
이롱(耳聾)
흉늑통(胸肋痛)
구역(嘔逆),식욕부진
신경성 위장병
소복창만통(小腹脹滿痛)
여자: 월경통,음부소양(瘙痒)
남자: 산병(疝病),성기병(性器病)
건초염
내고통(內股痛)
슬통(膝痛)
관절통
내과전통(內踝前痛)
염좌(捻挫)
第1趾腫痛
(제1지종통)
①
②
③
④
⑤
⑥
⑦

족궐음간경의 병증

참고문헌

1. 내경병리학(1999), 최승훈, 통나무
2. 기초한의학(1998), 배병철, 성보사
3. 병인병기학(1992), 박찬국, 전통의학연구소
4. 문답식 한의학 기초, 갑천호, 성보사
5. 동의학기초, 뜸사랑
6. 한방간호학 총론(2000), 동서간호학 연구소 편저, 고문사
7. 동의병리학(1999), 전국한의과대학 한방병리학교실, 일중사
8. 동양의학대사전(2000), 전통의한연구소 편저, 성보사
9. (今釋)黃帝內經 靈樞(1995), 배병철, 성보사
10. (今釋)黃帝內經 素問(1995), 배병철, 성보사
11. 중의병인병기학, 吳敦序 主編, 上海中醫學院出版社
12. 난경입문(難經入門)(1998), 최승훈, 법인문화사
13. 동의내과학(1992), 김규동, 여강출판사
14. 동의학개론(1993), 한상모외10인, 여강출판사
15. 동의학사전(1994), 과학백과사전종합출판사, 까치
16. 중의학기초(1991), 박종길 편저, 서대양문화개발원
17. 사암침법체계적연구(2001), 조세형, 성보사

구당 김남수 선생 약력

- 1915년 전남 광산군 하남면 출생
- 부친 김서중(金瑞中)으로부터 형님 김기수(金己洙)와 함께 한학 및 침구학 전수
- 1943년 남수침술원 개원
- 서울맹학교 교과서 제정위원 및 심의위원
- 중국 북경 침구골상학원(현 북경중의약대학) 객좌교수
- 녹색대학원 자연의학과 석좌교수
- 미국 사우스베일로대학교 명예 동양의학 박사(2009)
- 미국 로드랜드대학교 명예 자연치유학 박사(2012)
- 세계침구학회연합회(WFAS) 주석단 집행위원, 교육위원, 침구의사고시위원
- 세계중의약학회연합회(WFCMS) 주석단 집행위원, 국제침구의사고시 한국 대표
- 사단법인 대한침구사협회 입법추진위원장, 봉사단장
- 사단법인 허임기념사업회 설립 이사장
- 대한민국 대통령 표창(2002)
- 국민훈장 동백장 서훈(2008)
- 미국 애틀랜타 리버데일 호스피탈 암센터, 암환자 침뜸시술 임상연구(2009~2010)
- 중국 세계중의약학회연합회 위팡탕(御方堂) 중의병원 진료(2011)
- 미국 대통령 버락 오바마 자원봉사상 금상 수상(2012)
- 중국 UN MDGs 새천년개발목표 특별공로상 수상(2013)
- 100세 기념, 5천 제자의 『헌정집』 헌정(2014)
- 미국 사우스베일로대학교 '구당 침뜸' 박사과정 정식 개설(2016)

주요 저서

- 『무극보양뜸』
- 『나는 침뜸으로 승부한다』
- 『뜸의 이론과 실제』
- 『침뜸 이야기』
- 『침구사의 맥이 끊어지면 안 된다』
- 『침구사를 키워 인류를 구해야』
- 『생활침뜸의학』
- 『침사랑 뜸사랑, 아~ 내사랑』
- 『침뜸의학개론』, 『경락경혈학』, 『장상학』, 『병인병기학』,
  『침뜸술』, 『취혈자침실기』, 『침뜸진단학』, 『경락학』 등
- 『針通經絡灸調(나는 침뜸으로 승부한다 중국어판)』
- 『灸治百病(뜸의 이론과 실제 중국어판)』

병인병기학

초 판 인쇄 | 2003년 3월 6일
초 판 발행 | 2003년 3월 12일
초 판 13쇄 | 2024년 1월 30일

펴 낸 이 | 김 남 수
펴 낸 곳 | **정통침뜸연구소**
등 록 | 서울 동대문구 제기로 93(청량리동 486) 구당빌딩 1층
전 화 | (02)3295-2332
팩 스 | (02)964-7999
홈 페 이 지 | www.chimtm.com

ISBN 978-89-90255-06-8 03510

정가 15,000원

총판 | 한국출판협동조합 070-7119-1744 경기도 파주시 적성면 적성산단3로 10